Thieme

Weißbuch Diabetes in Deutschland

Bestandsaufnahme und Zukunftsperspektiven der Versorgung einer Volkskrankheit

Bertram Häussler
Ernst-Günther Hagenmeyer
Philipp Storz
Sandra Jessel

Mit einem Geleitwort von Eberhard Standl

15 Abbildungen
31 Tabellen

Georg Thieme Verlag
Stuttgart · New York

*Bibliografische Information –
Der Deutschen Bibliothek*

Die Deutsche Bibliothek verzeichnet diese Publikation in der Deutschen Nationalbibliografie; detaillierte bibliografische Daten sind im Internet über http://dnb.ddb.de abrufbar.

Wichtiger Hinweis: Wie jede Wissenschaft ist die Medizin ständigen Entwicklungen unterworfen. Forschung und klinische Erfahrung erweitern unsere Erkenntnisse, insbesondere was Behandlung und medikamentöse Therapie anbelangt. Soweit in diesem Werk eine Dosierung oder eine Applikation erwähnt wird, darf der Leser zwar darauf vertrauen, dass Autoren, Herausgeber und Verlag große Sorgfalt darauf verwandt haben, dass diese Angabe **dem Wissensstand bei Fertigstellung des Werkes** entspricht.

Für Angaben über Dosierungsanweisungen und Applikationsformen kann vom Verlag jedoch keine Gewähr übernommen werden. **Jeder Benutzer ist angehalten,** durch sorgfältige Prüfung der Beipackzettel der verwendeten Präparate und gegebenenfalls nach Konsultation eines Spezialisten festzustellen, ob die dort gegebene Empfehlung für Dosierungen oder die Beachtung von Kontraindikationen gegenüber der Angabe in diesem Buch abweicht. Eine solche Prüfung ist besonders wichtig bei selten verwendeten Präparaten oder solchen, die neu auf den Markt gebracht worden sind. **Jede Dosierung oder Applikation erfolgt auf eigene Gefahr des Benutzers.** Autoren und Verlag appellieren an jeden Benutzer, ihm etwa auffallende Ungenauigkeiten dem Verlag mitzuteilen.

Rüdigerstraße 14
D-70469 Stuttgart
Telefon: +49/0711/8931-0
Unsere Homepage: http://www.thieme.de

Printed in Germany

Zeichnungen: Heike Hübner, Berlin
Umschlaggestaltung: Thieme Verlagsgruppe
Umschlaggrafik: Berge, Erbach
Satz: Druckhaus Götz GmbH, Ludwigsburg
Druck: Grafisches Centrum Cuno, Calbe

ISBN 3-13-143701-4 1 2 3 4 5 6
ISBN 978-3-13-143701-3

Geleitwort

Die Deutsche Diabetes-Union e.V. (DDU) ist der Dachverband von Deutschem Diabetiker Bund, Bund diabetischer Kinder und Jugendlicher, Deutscher Diabetes-Gesellschaft und Verband der Diabetesberatungs- und Schulungsberufe in Deutschland. Die DDU ist das deutsche Mitglied bei der Internationalen Diabetes-Federation (IDF) und gibt u.a. auch den jährlichen Deutschen Gesundheitsbericht Diabetes als aktuelle Bestandsaufnahme heraus. Global gesehen wird dort mit großer Sorge betrachtet, wie besonders in den sich entwickelnden Ländern in Asien, Afrika und Südamerika eine Diabeteswelle ohnegleichen im Rollen ist und komplexe Organkomplikationen und vorzeitigen Tod mit sich bringt. Menschliches Leid und ökonomische Last übersteigt selbst die Folgen der weltweiten HIV/AIDS-Epidemie, ohne dass dieser Tatsache bisher große Beachtung geschenkt worden wäre. Es besteht die Hoffnung, dass sich das durch eine für 2007 vorbereitete Resolution der Vereinten Nationen (UN) ändern wird.

Deutschland ist von der Diabetesepidemie keineswegs verschont. Es ist das große Verdienst des „Weißbuches Diabetes in Deutschland" unter wissenschaftlicher Herangehensweise die Situation in Deutschland kritisch zu betrachten und am Ende anhand einer Stärken- und Schwächenanalyse Zukunftsperspektiven der Versorgung aufzuzeigen. Oftmals stößt man dabei an die Grenzen der Datenlage für Deutschland. Fraglos sind für die Zukunft ungleich mehr Anstrengungen für die Versorgungsforschung im Bereich Diabetes in Deutschland gefordert. Dabei geht es sowohl um ein unabhängiges Monitoring der Versorgungsqualität als auch um Versorgungsforschung im eigentlichen Sinn, z.B. welche Auswirkungen getroffene Maßnahmen haben.

Für die Arbeit des Nationalen Aktionsforum Diabetes mellitus (NAFDM) kommt das „Weißbuch" sehr gelegen. Unter Koordination der Deutschen Diabetes-Union hat sich die Diabetologie in Deutschland auf Anregung und mit Unterstützung des Bundesministeriums für Gesundheit mit den angrenzenden Fachgebieten sowie den Hausärzten, Apothekern, Krankenkassen und der Industrie zum NAFDM zusammengetan, um die Kräfte zu bündeln und als ein Partner für die unaufschiebbare Auseinandersetzung von Politik und Gesellschaft mit dem gesamtgesellschaftlichen Großproblem Diabetes zur Verfügung zu stehen. Sensibilisierung für den Ernst der Lage, aber auch die Intensivierung der Forschungs-, Versorgungs- und Präventionsanstrengungen auf dem Gebiet des Diabetes und seiner Komplikationen sind die selbst gestellten Aufgaben des NAFDM. Auch in diesem Sinne ist dem „Weißbuch Diabetes in Deutschland" größtmöglicher Erfolg zu wünschen und dem Autorenteam von Prof. Häussler, Dr. Hagenmeyer, Philipp Storz und Sandra Jessel herzlich für die konstruktive Zusammenarbeit zu danken!

München, im März 2006

Prof. Dr. med.
Eberhard Standl
Präsident der Deutschen Diabetes-Union e.V. DDU
Vizepräsident der
International Diabetes Federation IDF
Vizepräsident der
European Association for the Study of Diabetes
EASD

Vorwort

Die Versorgung der Patienten im deutschen Gesundheitswesen ist zum Dauerthema der gesellschaftlichen Diskussion geworden. Schnell bewegen sich die Beiträge zwischen den Extremen von „Spitzenmedizin" und „Unter- bzw. Fehlversorgung". Fakten für eine sachliche Auseinandersetzung mit dem Thema sind zwar in großer Zahl, aber in höchst unterschiedlicher Qualität, weit verstreut in den verschiedensten Informationsquellen und ungenügend aufbereitet verfügbar. Fundierte Entscheidungen sind so nur schwer möglich.

Was für die medizinische Versorgung allgemein gilt, trifft mindestens genauso, wenn nicht noch mehr für das Gebiet der Diabetesversorgung zu. Zusätzlich drängt die Notwendigkeit für fundierte Situationseinschätzungen und Politikentscheidungen beim Diabetes besonders, da eine große, weiter wachsende Anzahl von Menschen von der chronischen Erkrankung betroffen ist und einer intensiven, teilweise kostspieligen Versorgung bedarf.

Hier möchte das Weißbuch mit einer Bestandsaufnahme zur Versorgung des Diabetes in Deutschland einen systematischen Überblick geben. Darauf aufbauend wird ein Blick in die Zukunft gewagt und der daraus folgende Handlungsbedarf formuliert.

Ein Vorhaben wie die Zusammenstellung dieses Weißbuches kann nicht von Einzelpersonen allein geleistet werden. Elf Experten aus Forschung und Praxis haben als Expertenforum in mehreren Befragungen und durch einen intensiven, moderierten Diskussionsprozess wesentlich zu einer umfassenden Einschätzung der Zukunft der Diabetes-Versorgung beigetragen. Unser Dank gilt Herrn Dr. Brenner, Herrn Dr. Cromme, Herrn Dr. Finck, Herrn Prof. Dr. Heinemann, Herrn Prof. Dr. Holl, Herrn Prof. Dr. Schulz, Herrn Prof. Dr. Schulze, Herrn Prof. Dr. Siegel, Herrn Dr. Sturm, Herrn Prof. Dr. Trautner und Herrn Dr. Ziegenhagen.

Zeitgleich mit der Arbeit an diesem Werk hat sich das Nationale Aktionsforum Diabetes mellitus (NAFDM) etabliert, eine Initiative, die durch die Deutsche Diabetes-Union e. V. koordiniert und vom Bundesministerium für Gesundheit und Soziales gefördert wird. Ziel des NAFDM ist es, die Wahrnehmung der Erkrankung sowie die Prävention, Versorgung und Forschung für den Diabetes zu verbessern und weiterzuentwickeln. Es lag nahe, das Weißbuch dem Nationalen Aktionsforum Diabetes mellitus zu widmen und damit dessen Arbeit zu unterstützen. Der DDU, und insbesondere ihrem Präsidenten, Herrn Prof. Dr. Standl, sei für die Zusammenarbeit gedankt.

Dank gilt der Firma Roche Diagnostics, Mannheim, für die freundliche Unterstützung bei der Realisierung des Weißbuches.

Bedanken möchte ich mich bei den Koautoren Philipp Storz und Sandra Jessel sowie Ernst-Günther Hagenmeyer, der zusätzlich zu den inhaltlichen Beiträgen das Buchprojekt koordiniert hat. Mein Dank gilt weiter allen, die zur Entstehung dieses Werkes beigetragen haben, ganz besonders Herrn Dr. Gunnar Schilling, Frau Sabine Manson, Frau Bettina Gumpel und Herrn Oliver Mast.

Berlin, im April 2006

Bertram Häussler
Direktor IGES Institut für
Gesundheits- und Sozialforschung

Mitglieder des Expertenforums

Dr. G. Brenner
Geschäftsführer Zentralinstitut
für die Kassenärztliche Versorgung
in der Bundesrepublik Deutschland
Herbert-Lewin-Platz 2, 10623 Berlin

Dr. P. Cromme
Hausarzt, ehemals Vorsitzender der St Vincent
Declaration Primary Care Diabetes Group
Postbus 183, 7390 AD TWELLO

Dr. H. Finck
Stellvertretender Bundesvorsitzender
des Deutschen Diabetiker Bund e.V.
Theodor-Heuß-Str. 4, 36088 Hünfeld

Prof. Dr. L. Heinemann
Geschäftsführer Profil
Institut für Stoffwechselforschung GmbH
Hellersbergstraße 9, 41460 Neuss

Prof. Dr. R. Holl
Vizepräsident Bund Diabetischer
Kinder und Jugendlicher e.V.
Albert-Einstein-Allee 47, 89081 Ulm

Prof. Dr. M. Schulz
Leiter des Zentrums für Arzneimittelinformation
und Pharmazeutische Praxis
ABDA – Bundesvereinigung Deutscher
Apothekerverbände
Jägerstr. 49/50, 10117 Berlin

Prof. Dr. J. Schulze
Universitätsklinikum Carl Gustav Carus
Leiter des Bereichs Endokrinopathien,
Vorsitzender DDG-AG Prävention
Fetscherstr. 74, 01307 Dresden

Prof. Dr. E. Siegel
Sprecher der Regionalgesellschaften
der Deutschen Diabetes-Gesellschaft
St. Vincentius Kliniken
Südendstr. 32, 76137 Karlsruhe

Dr. C. Sturm
Stellvertretender Bundesvorsitzender
des Deutschen Hausärzteverbands
Weinkellerstr. 20, 09337 Hohenstein-Ernstthal

Prof. Dr. C. Trautner
Dezernat Grundsatzfragen Kassenärztliche
Bundesvereinigung
Herbert-Lewin-Platz 2, 10623 Berlin

PD Dr. D. Ziegenhagen
Leitender Gesellschaftsarzt und
Leiter der Abteilung Medizinische Beratung
Deutsche Krankenversicherung AG
Aachener Str. 300, 50933 Köln

Anschriften der Autoren

Prof. Dr. med. Bertram Häussler
Institut für Gesundheits-
und Sozialforschung GmbH
IGES
Wichmannstr. 5
10787 Berlin

Dr. Ernst-Günther Hagenmeyer
Institut für Gesundheits-
und Sozialforschung GmbH
IGES
Wichmannstr. 5
10787 Berlin

Sandra Jessel
Institut für Gesundheits-
und Sozialforschung GmbH
IGES
Wichmannstr. 5
10787 Berlin

Philipp Storz
Institut für Gesundheits-
und Sozialforschung GmbH
IGES
Wichmannstr. 5
10787 Berlin

Inhaltsverzeichnis

1 Einleitung

Warum dieses Buch? Der Titel des „Weißbuches" enthält bereits das Wesentliche über die Zielstellung der vorliegenden Arbeit. So genannte Weißbücher oder „White papers" haben in Amerika, Großbritannien, aber auch in der Europäischen Union einen festen Platz als Informationsgrundlagen für die politische Entscheidungsfindung.

„White papers" werden zu Themenfeldern zusammengestellt, in denen sich die gesamte Gesellschaft betreffende, kritische Entwicklungen anbahnen; Themenfelder, die Handlungsbedarf in vielen Bereichen und in der Politik nach sich ziehen. Wesentliches, Namen gebendes Merkmal eines jeden „White papers" ist der völlig weiße Einband als Symbol für die unvoreingenommene Darstellung in dem Dokument.

Diabetes mellitus ist ein solches wichtiges, die gesamte deutsche Gesellschaft betreffendes Problem. Dieses Buch will eine umfassende Bestandsaufnahme sein. Es will eine unvoreingenommene Bewertung der aktuellen Situation vornehmen und vorhersehbare zukünftige Entwicklungen aufzeigen.

Schließlich soll der Handlungsbedarf und sollen mögliche Handlungsoptionen aufgezeigt werden.

2 Wie häufig sind Diabetes und seine Komplikationen in Deutschland?

- Aktuell ist von 5 bis 6 Millionen behandelten Diabetikern in Deutschland auszugehen.
- Rund 90% der Erkrankten werden dem Typ-2- und 10% dem Typ-1-Diabetes zugerechnet.
- Nicht alle Menschen mit Diabetes sind diagnostiziert und in ärztlicher Behandlung. In Abhängigkeit von den diagnostischen Kriterien kann die Anzahl der Menschen mit unerkanntem Diabetes in Deutschland eine Größenordnung von rund 1,5 Millionen annehmen.
- Wesentliche Risikofaktoren für Typ-2-Diabetes sind weit verbreitet: mehr als 50% der Bevölkerung sind übergewichtig, mehr als 40% der Bevölkerung treiben keinen Sport.
- Bei mindestens 20% der 45- bis 65-Jährigen liegt die Risikofaktorenkombination des metabolischen Syndroms vor. Dieses bringt sowohl ein deutlich erhöhtes Risiko für Typ-2-Diabetes als auch für kardiovaskuläre Erkrankungen mit sich.
- Die Zahl der Diabetiker wird bis zum Jahr 2010 deutlich zunehmen. Ursachen dafür sind die wachsende Zahl von Übergewichtigen, eine intensivierte medizinische Diagnostik und die demographische Alterung.
- Diabetiker haben gegenüber der nichtdiabetischen Bevölkerung ein erhöhtes Risiko für makro- und mikroangiopathische Folgeerkrankungen. Dabei spielen weitere, bei Diabetikern häufig vorhandene Risikofaktoren wie Bluthochdruck, Fettstoffwechselstörung und Rauchen eine wichtige Rolle.
- Die Lebenserwartung verkürzt sich durch Diabetes in Abhängigkeit von der Erkrankungsdauer. Der Effekt spielt also besonders für die rund 60% der Diabetiker eine Rolle, die vor dem 70sten Lebensjahr erkranken.

2.1 Prävalenz des Diabetes

Über die Prävalenz des Diabetes mellitus in Deutschland liegen aktuell nur Schätzungen vor. Für das gesamte Bundesgebiet stehen dabei vor allem Daten aus Bevölkerungsbefragungen und -untersuchungen (Surveys), Erhebungen von Krankenversicherungen, Kliniken und Praxen, Ergebnisse von Früherkennungsaktionen sowie aus den Umsatzzahlen von Antidiabetika zur Verfügung. Diesen Schätzungen zufolge beträgt die Zahl der Diabetiker in Deutschland zwischen 4 und knapp 6 Mio.

Eine Schätzung der aktuellen Diabetes-Prävalenz in Deutschland basiert auf den repräsentativ erhobenen Daten des **Bundes-Gesundheitssurveys von 1998** [Thefeld 1999a]. Für diese repräsentative Bevölkerungsstichprobe wurden 7.124 Personen zwischen 18 und 79 Jahren zu ihrer Gesundheit befragt und untersucht. Die geschätzte Diabetes-Prävalenzrate betrug in dieser Altersgruppe *4,7% bei Männern* und *5,6% bei Frauen.* Für beide Geschlechter ist eine deutliche *Zunahme der Prävalenzrate in den höheren Altersklassen* zu beobachten (Abb. 2.**1**).

Zwar kann die Stichprobe des Bundes-Gesundheitssurveys als repräsentativ für die Bevölkerung zwischen 18 und 79 Jahren bezeichnet werden. Ausgeschlossen waren jedoch Angehörige bestimmter Bevölkerungsgruppen, etwa Bewohner von Altersheimen und Heil-und Pflegeanstalten sowie kasernierte Soldaten, Insassen von Justizvollzugsanstalten [Thefeld 1999b] und Obdachlose [Knopf 1999]. Die Nichtberücksichtigung dieser sozial eher benachteiligten Gruppen, lässt eine *Unterschätzung der tatsächlichen Zahl der diagnostizierten Diabetiker* im Bundes-Gesundheitssurvey vermuten.

Ebenfalls nicht im Bundes-Gesundheitssurvey erfasst sind Kinder und Jugendliche unter 18 Jahren sowie ältere Personen über 79 Jahren. Zur Abschätzung der Diabetes-Prävalenz in der Gesamtpopulation wurden daher in der Tab. 2.**1** Daten einer Studie zur Prävalenz des Typ-1-Diabetes bei unter 20-Jährigen hinzugezogen [Rosenbauer 2002] sowie die geschlechtsspezifischen Prävalenzraten der 70- bis 79-Jährigen für Personen ab 80 Jahren fortgeschrieben. Für die Gesamtbevölkerung lässt sich daraus eine *Diabetes-Prävalenzrate von 4,8%* abschätzen oder, hochgerechnet auf das Jahr 2003, eine *Gesamtzahl von etwa 4 Mio. Diabeteserkrankten* in Deutschland.

Neben den Daten aus dem Bundes-Gesundheitssurvey liegen aktuell Schätzungen zur Dia-

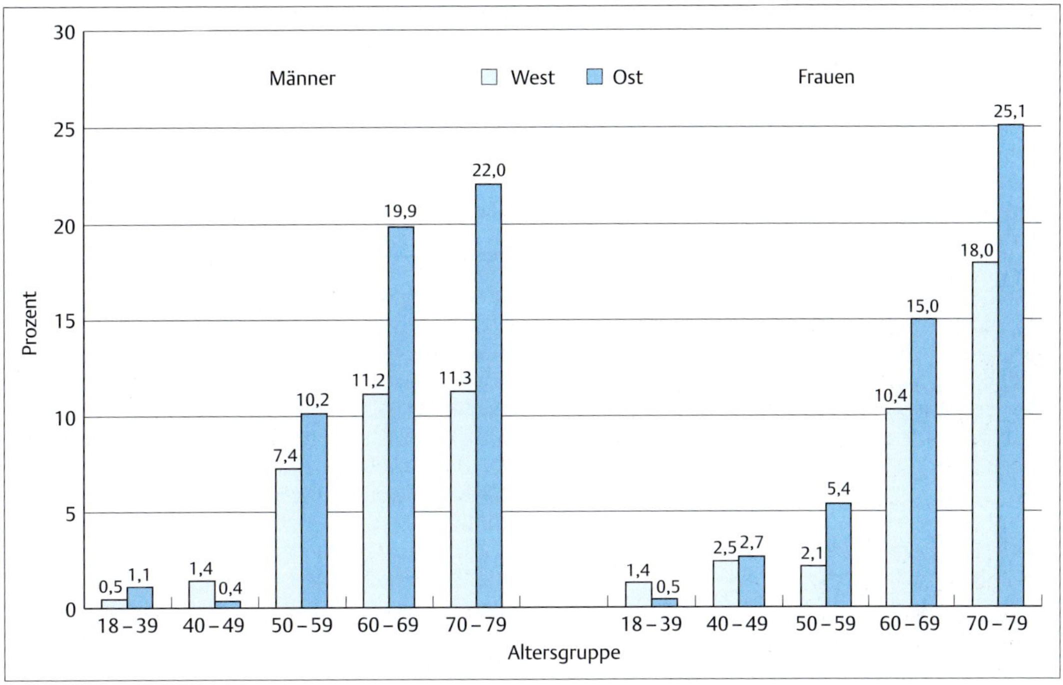

Abb. 2.**1** Prävalenzraten nach Alter, Geschlecht, Ost/West (aus: Thefeld 1999a).

betes-Prävalenz aus einer **Versichertenstichprobe der AOK Hessen/KV Hessen** vor [Hauner 2003a]. Für diese Population wurde über alle Altersklassen eine *Prävalenzrate von 6,9%* ermittelt. Hochgerechnet auf die bundesdeutsche Bevölkerung ergibt sich daraus aktuell eine *Prävalenz von 5,8 Mio. Diabetikern.* Diese liegt damit deutlich über der oben beschriebenen. Wie der Autor selbst anmerkt, sind AOK-Versicherte allerdings nicht repräsentativ für die bundesdeutsche Bevölkerung. Sie gehören eher sozial schwächeren Schichten an. Da die Schichtzugehörigkeit eine wichtige Determinante des Diabetesrisikos ist, überschätzt die Studie die Prävalenz.

Hochrechnungen aus dem Arzt-Patienten-Panel des **Zentralinstituts für die kassenärztliche Versorgung (ZI),** das diejenigen Diabetiker erfasst, die Arztpraxen aufsuchen, ergeben *5,2 Mio. Diabetiker* [Brenner 2005].

Die Daten des **Diabetes-Registers der DDR** zeigen vermutlich ein sehr genaues Abbild der ostdeutschen Diabeteshäufigkeit in der Zeit bis zum Ende der 80er Jahre [Michaelis 1991]. Demnach betrug im Jahre 1987 in der DDR die *Prävalenzrate für Diabetes mellitus 3,99%.* Für die aktuelle Situation in Gesamtdeutschland haben diese Daten aber auf Grund des großen zeitlichen Abstands und der durch die deutsche Vereinigung veränderten Verhältnisse an Bedeutung verloren.

Neben alters- und geschlechtsspezifischen Unterschieden weisen die Daten des Bundes-Gesundheitssurveys für die Diabetes-Prävalenzraten auch eine *Abhängigkeit von der sozialen Schichtzugehörigkeit und der betrachteten Region* auf. So besitzt der nichtinsulinpflichtige Diabetes mellitus bei Männern und Frauen aus der Unterschicht mit 5,6% bzw. 8,5% eine deutlich höhere Prävalenzrate als bei Angehörigen der Mittelschicht (3,5% bzw. 3,4%) sowie der Oberschicht (2,5% bzw. 1,6%). Allerdings ist die Schichtzugehörigkeit kein unabhängiger Risikofaktor für Diabetes. Die bekannten Risikofaktoren für den Typ-2-Diabetes zeigen alle einen deutlichen Schichtgradienten: Angehörige der Unterschicht sind signifikant häufiger stark übergewichtig und seltener sportlich aktiv [Knopf 1999].

Nach den Daten des Bundes-Gesundheitssurveys tritt Diabetes mellitus in den neuen Bundesländern bei beiden Geschlechtern deutlich häufiger auf als in den alten Ländern. Dies mag zum Teil an der besseren Identifikation der Diabetiker in den östlichen Bundesländern liegen, zum Teil an der ungünstigeren sozialen Lage sowie einem ungünstigeren Risikofaktorenprofil. Beispielsweise ist die Adipositas in Ostdeutschland weiter verbreitet als in Westdeutschland (siehe Kap. 2.3.1).

In der Quintessenz sind die Daten zur aktuellen Häufigkeit des Diabetes unzulänglich. Seit dem Bundes-Gesundheitssurvey sind acht Jahre vergangen, die durch wesentliche Veränderungen bei der Versorgung der Menschen mit Diabetes geprägt waren. Auch für die Auswertungen der Versichertendaten der AOK Hessen/KV Hessen ist eine Aktualisierung wünschenswert. Außerdem sollten ähnliche Untersuchungen bei anderen Versichertenpopulationen gesetzlicher Krankenkassen durchgeführt werden, um die Repräsentativität der Informationen zu verbessern.

Tabelle 2.**1** Diabetes-Häufigkeit in Deutschland (nach: Rosenbauer 2002, Thefeld 1999 a, GENESIS 2004)

Altersgruppe [Jahre]	Prävalenzraten, gesamt [%] nach Thefeld 1999 a, Rosenbauer 2002	Prävalenz, geschätzt, 2003
0–17	0,1	21.137
18–39	0,6	228.161
40–49	1,9	245.079
50–59	5,4	536.321
60–69	12,1	1.265.795
70–79	16,7	1.079.629
> 80	17,6	608.397
Typ 1, gesamt	0,5	396.338
Typ 2, gesamt	4,3	3.588.181
gesamt	**4,8**	**3.984.519**

Schätzungen aus den Daten der Rosenbauer-Studie (0- bis 17-Jährige) und des Bundes-Gesundheitssurveys (18- bis 79-Jährige) unter Verwendung der deutschen Bevölkerung des Jahres 2003; Schätzung der Prävalenz der Personen ab 80 Jahren durch Fortschreibung der geschlechtsspezifischen Prävalenzraten der 70- bis 79-Jährigen

2.1.1 Prävalenz nach Diabetestypen

Der Anteil der Diabeteserkrankten, die an einem **Typ-2-Diabetes** leiden, wird in der Regel auf 90% geschätzt. Etwa 5% werden dem Typ-1-Diabetes zugerechnet. Allerdings liegt bei etwa 5 bis 15% der Diabetiker, die auf Grund des klinischen Erscheinungsbildes – zumeist Erkrankungsbeginn im mittleren bis höheren Lebensalter – dem Typ-2-Diabetes zugeordnet werden, vermutlich ebenfalls ein autoimmun bedingter Insulinmangel vor, der als verzögert auftretender Typ-1-Diabetes (LADA = Latent autoimmune Diabetes mellitus in Adults) bezeichnet wird [Naik 2003, Schernthaner 2001]. Die vorliegende Publikation geht davon aus, dass einschließlich LADA insgesamt *10% der Diabetiker von einem autoimmunologisch bedingten Diabetes (Typ 1) betroffen sind* [Janka 2002].

Zur Prävalenz des **Typ-1-Diabetes** liegen aktuelle Untersuchungen aus Westdeutschland vor [Rosenbauer 2002, Neu 2002]. Die darin ermittelten Prävalenzraten in der Altersgruppe der 0- bis 14-Jährigen (0,08–0,095%) und der 0- bis 19-Jährigen (0,12–0,14%) liegen etwa doppelt so hoch wie die Ende der 80er Jahre in der DDR gefundenen Werte [Michaelis 1993b]. *Hochgerechnet auf das gesamte Bundesgebiet sind heute rund 11.000 bis 12.000 Kinder unter 15 Jahren, 22.000 bis 24.000 Kinder und Jugendliche unter 20 Jahren und etwa 100.000 Personen unter 40 Jahren an Typ-1-Diabetes erkrankt [Rosenbauer 2002, Neu 2002].*

2.1.2 Dunkelziffer undiagnostizierter Fälle von Diabetes mellitus

Angaben zur Prävalenz des Typ-2-Diabetes hängen generell von der Wahl der diagnostischen Kriterien sowie von der Schätzung des Anteils unentdeckter Diabetiker in der Bevölkerung ab.

Im **Bundes-Gesundheitssurvey** von 1998 wurden zur Ermittlung des Anteils nicht diagnostizierter Diabetiker bei allen untersuchten Personen zwischen 18 und 79 Jahren Serumglukose, Serumfruktosamin, Langzeitblutzucker (HbA1 c) sowie Uringlukose bestimmt und als Krankheitskriterium verschiedene Kombinationen dieser Messwerte verwandt. Je nach Wahl dieser Kriterien lag der Anteil der Personen, die nicht als Diabetiker bekannt waren, aber erhöhte bzw. pathologische Messwerte hinsichtlich des Glukosestoffwechsels aufwiesen, zwischen 0,4% (alle 4 Messwerte erhöht) und 2,1% (mindestens 2 Werte erhöht). Auf Grund dieser Kriterien wurde die *Dunkelziffer unentdeckter Diabetiker* in der deutschen Gesamtbevölkerung auf *ca. 1%* geschätzt.

In einer weiteren populationsbasierten Untersuchung, die im Jahr 2000 in der Region Augsburg durchgeführt wurde (**KORA-Studie**), lag die *Prävalenz des unentdeckten Diabetes mellitus* in der Altersgruppe zwischen 55 und 74 Jahren *bei 8,2%* [Rathmann 2003]. Die tatsächliche Diabetes-Prävalenz in dieser Altersgruppe wäre damit annähernd doppelt so hoch wie die Häufigkeit der bisher diagnostizierten Diabetesfälle (8,6%). Übertragen auf die Altersgruppe der 18- bis 79-Jährigen ergäbe sich mit mindestens 2,4% zudem eine deutlich höhere Dunkelziffer als im Bundes-Gesundheitssurvey. Allerdings basierte die Schätzung von 8,2% für den Anteil unentdeckter Diabetiker in der KORA-Studie auf der Auswertung oraler Glukosetoleranztests nach WHO-Kriterien [WHO 1999]. Die alleinige Bestimmung des Nüchternblutzuckers lieferte in der KORA-Studie mit 4,9% dagegen ebenfalls eine deutlich niedrigere Dunkelziffer [Rathmann 2003].

Zusammenfassend ist festzustellen, dass die Schätzungen zur Anzahl undiagnostizierter Diabetiker in Deutschland in Abhängigkeit von den zu Grunde liegenden Kriterien und Messverfahren in einem weiten Bereich zwischen ca. 200.000 und mindestens 1.500.000 schwanken.

2.2 Inzidenz des Diabetes mellitus

Zur Abschätzung der Zahl der Neuerkrankungen (Inzidenz) an Diabetes mellitus liegen aus Deutschland aktuell nur Schätzungen für Kinder und Jugendliche mit **Typ-1-Diabetes** vor [Rosenbauer 2002, Neu 2001]. Demnach erkranken hier zu Lande etwa *2.000 bzw. 3.000 Personen unter 15 bzw. 20 Jahren* jedes Jahr neu an einem Typ-1-Diabetes. Aktuelle Untersuchungen zur Inzidenz des Typ-1-Diabetes im Erwachsenenalter liegen in Deutschland nicht vor.

Für die Inzidenz des **Typ-2-Diabetes** liegen keine aktuellen Informationen vor. In der DDR erkrankten laut Schultz und Mitarbeitern im Jahre 1986 etwa 420 von 100.000 Frauen und 313 von 100.000 Männern [Schultz 1988]. Chantelau und Abholz vermuten einen leichten Anstieg der Inzidenz, sodass in Deutschland heute pro Jahr mit etwa *300.000 bis 500.000 Neuerkrankungen* zu rechnen ist [Chantelau 2001].

+ ? Therapieziel

2.3 Risikofaktoren für die Diabetes-Entstehung

Bei der Analyse der Risikofaktoren für den Diabetes mellitus muss deutlich zwischen den Diabetestypen unterschieden werden. Beim **Typ-1-Diabetes** handelt es sich um eine Erkrankung mit vorwiegend *genetischem und/oder immunologischem Hintergrund*, für die sich bislang noch keine eindeutigen Risikofaktoren benennen lassen. Dagegen stellt der **Typ-2-Diabetes** ein Krankheitsbild dar, das zwar ebenfalls durch eine hohe genetische Prädisposition gekennzeichnet ist, dessen Manifestation aber durch eine Reihe von *zivilisatorischen Risikofaktoren* begünstigt wird [Kerner 2001].

2.3.1 Verhaltensbedingte Risikofaktoren

Übergewicht

Übergewicht gilt sowohl bei Männern [Chan 1994] als auch bei Frauen [Colditz 1995] als wichtigster Risikofaktor für die Manifestation des Typ-2-Diabetes. Die Stammfettsucht ist dabei als unabhängiger Risikofaktor anzusehen [Carey 1997]. Dagegen kann das Erkrankungsrisiko durch vermehrte körperliche Aktivität verringert werden. Auch dieser Zusammenhang ist sowohl für Männer [Manson 1992] als auch für Frauen [Manson 1991] in Studien belegt.

Nach den Ergebnissen des Mikrozensus 1999 und des Bundes-Gesundheitssurveys von 1998 kann *mehr als die Hälfte der Bevölkerung* Deutschlands zwischen 18 und 79 Jahren *als übergewichtig* (BMI $> 25\ kg/m^2$) und *etwa 20% als adipös* (BMI $> 30\ kg/m^2$) bezeichnet werden (Abb. 2.**2**). Bei Männern wie bei Frauen steigt der Anteil der Übergewichtigen und der Adipösen mit dem Alter an. Über alle untersuchten Altersgruppen hinweg findet sich bei Männern ein deutlich größerer Anteil von Übergewichtigen als bei Frauen. Dagegen ist eine Adipositas bei Frauen häufiger anzutreffen als bei Männern [Benecke 2003].

Unterscheidet man west- und ostdeutsche Bundesländer, so haben 67% der westdeutschen und 66% der ostdeutschen Männer Übergewicht (BMI $> 25\ kg/m^2$). Bei den Frauen sind es 52% im Westen und 57 % im Osten. Adipös, d.h. erheblich bis extrem übergewichtig, sind bei den Männern 18% im Westen und 21% im Osten und bei den Frauen 21% im Westen und 24% im Osten. Adipositas ist also in den ostdeutschen Bundesländern stärker

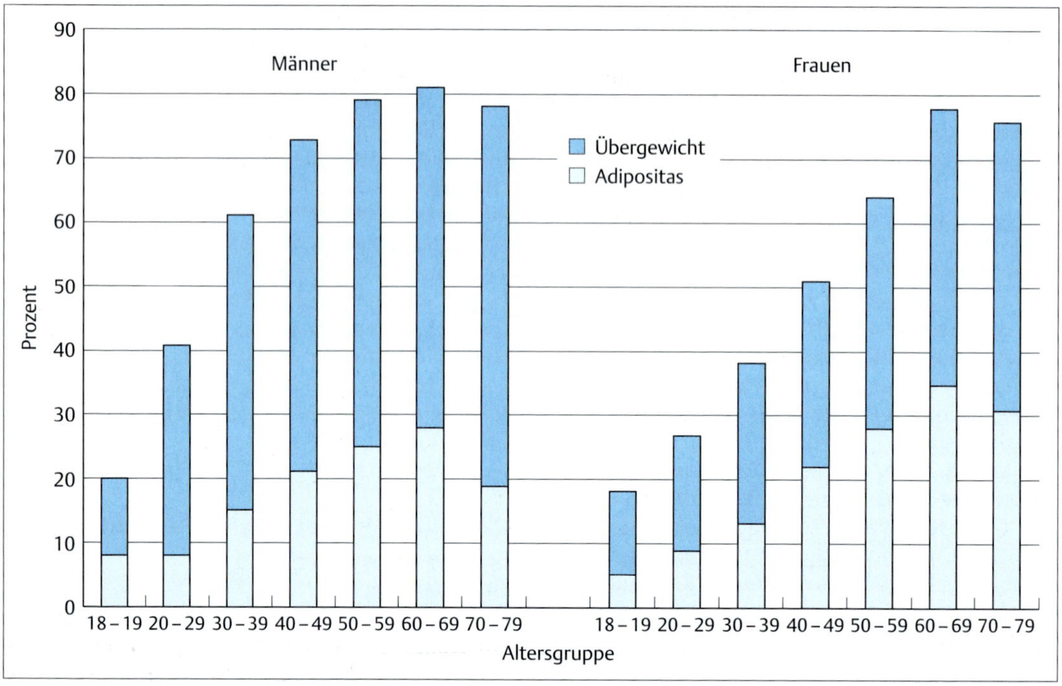

Abb. 2.**2** Prävalenz von Übergewicht (BMI ≥ 25 kg/m^2) und Adipositas (BMI ≥ 30 kg/m^2) (aus: Benecke 2003).

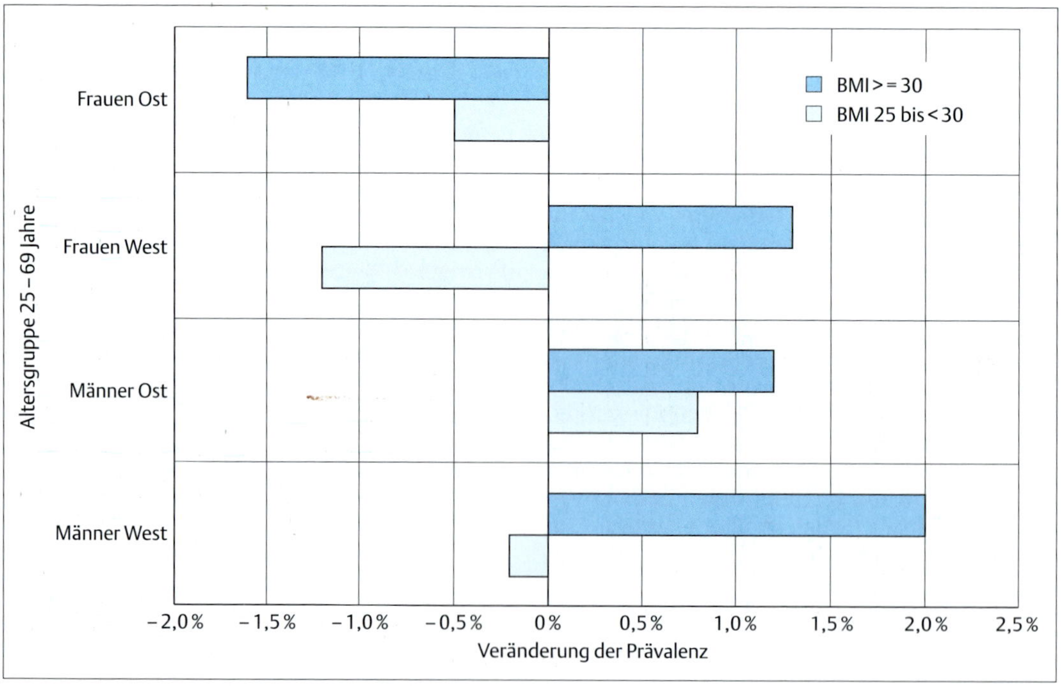

Abb. 2.**3** Veränderung der Prävalenz von Übergewicht und Adipositas zwischen 1991 und 1998 (aus: Bergmann 1999).

verbreitet als in den westdeutschen [Bergmann et al. 1999].

Zwischen 1991 und 1998 stieg der Anteil der Adipösen (BMI $\geq 30\,kg/m^2$) unter den 25- bis 69-Jährigen vor allem im Westen Deutschlands (Abb. 2.**3**). In den östlichen Bundesländern ist ein Anstieg der Adipositas nur in der männlichen Bevölkerung zu beobachten, bei ostdeutschen Frauen ist der Anteil Adipöser sogar rückläufig [Bergmann 1999]. Im Gegensatz zur Adipositas hat sich der Anteil übergewichtiger Personen mit einem BMI zwischen 25 und 30 kg/m^2 zwischen 1991 und 1998 tendenziell verringert. Nur bei ostdeutschen Männern war eine Zunahme des Anteils Übergewichtiger zu verzeichnen [Bergmann 1999].

Auch *bei Kindern und Jugendlichen* wurde sowohl in Ost- als auch in Westdeutschland ein deutlicher und anhaltender *Anstieg der Prävalenz der Adipositas* beobachtet. [Kromeyer-Hauschild 1999, Herpertz-Dahlmann 2003]. So stieg die Prävalenzrate von stark übergewichtigen Jenaer Schülern im Alter von 7 bis 14 Jahren zwischen 1975 und 1995 von 5,3% auf 8,2% bei Jungen und von 4,7% auf 9,9% bei Mädchen. Dabei war der stärkere Anstieg jeweils zwischen 1985 und 1995 zu verzeichnen [Kromeyer-Hauschild 1999].

Beachtenswert ist die Zunahme des Übergewichts bei Kindern und Jugendlichen deshalb, weil vermutet wird, dass es dadurch – neben psychosozialen Belastungen und Komorbiditäten, wie Hypercholesterinämie, Fettleber (Steatosis hepatis) und Hepatopathie – auch zum Auftreten von Typ-2-Diabetes in diesen Altersgruppen kommt [Wabitsch 2002]. Anfang der 90er Jahre tauchten Berichte aus Amerika und dem pazifischen Raum über Typ-2-Diabetes bei adipösen Jugendlichen mit positiver Familienanamnese auf, wobei Minderheitenpopulationen besonders betroffen waren (Pima-Indianer, kanadische Ureinwohner, Farbige, Mexikaner). Die registerähnliche DPV-Wiss-Datenbank für jugendliche Diabetiker in Deutschland klassifiziert etwa 70 von 15.000 Patienten unter 15 Jahren als Typ-2-Diabetiker [Holl 2001].

Körperliche Inaktivität

Körperliche Inaktivität gilt neben Adipositas als ein *Hauptrisikofaktor für die Entwicklung eines Typ-2-Diabetes.* Nach Empfehlungen aus den USA sollte jeder Erwachsene an den meisten, besser noch an allen Tagen, einer moderaten körperli-

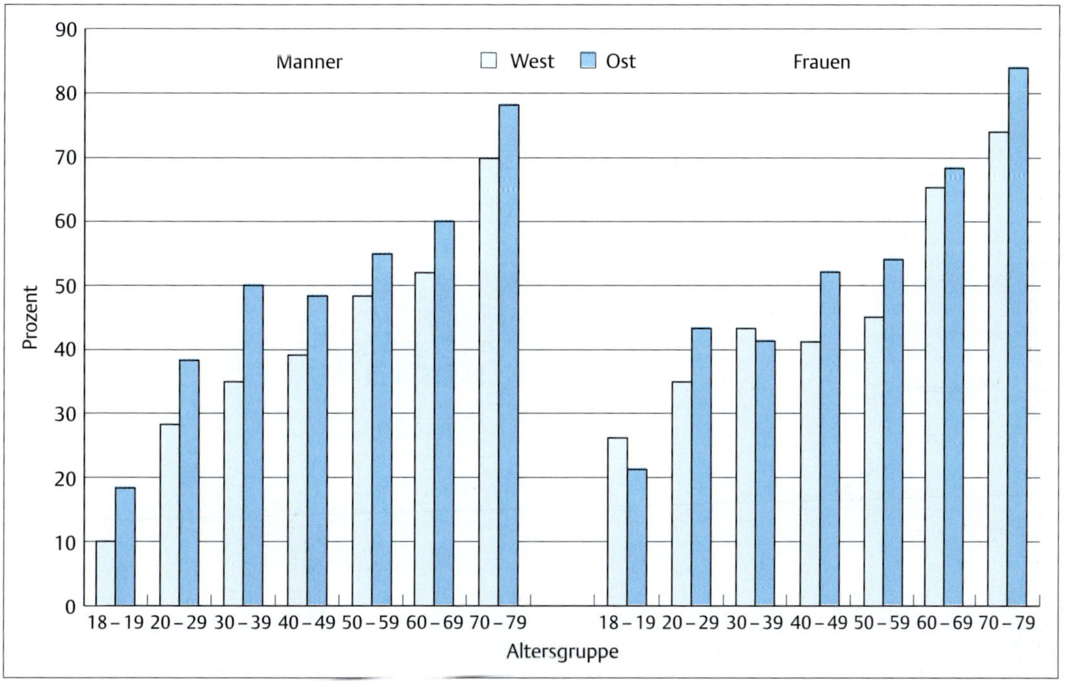

Abb. 2.**4** Anteil der Bevölkerung ohne sportliche Betätigung (aus: Bundes-Gesundheitssurvey 1998 [GBE 1998, Mensink 2003]).

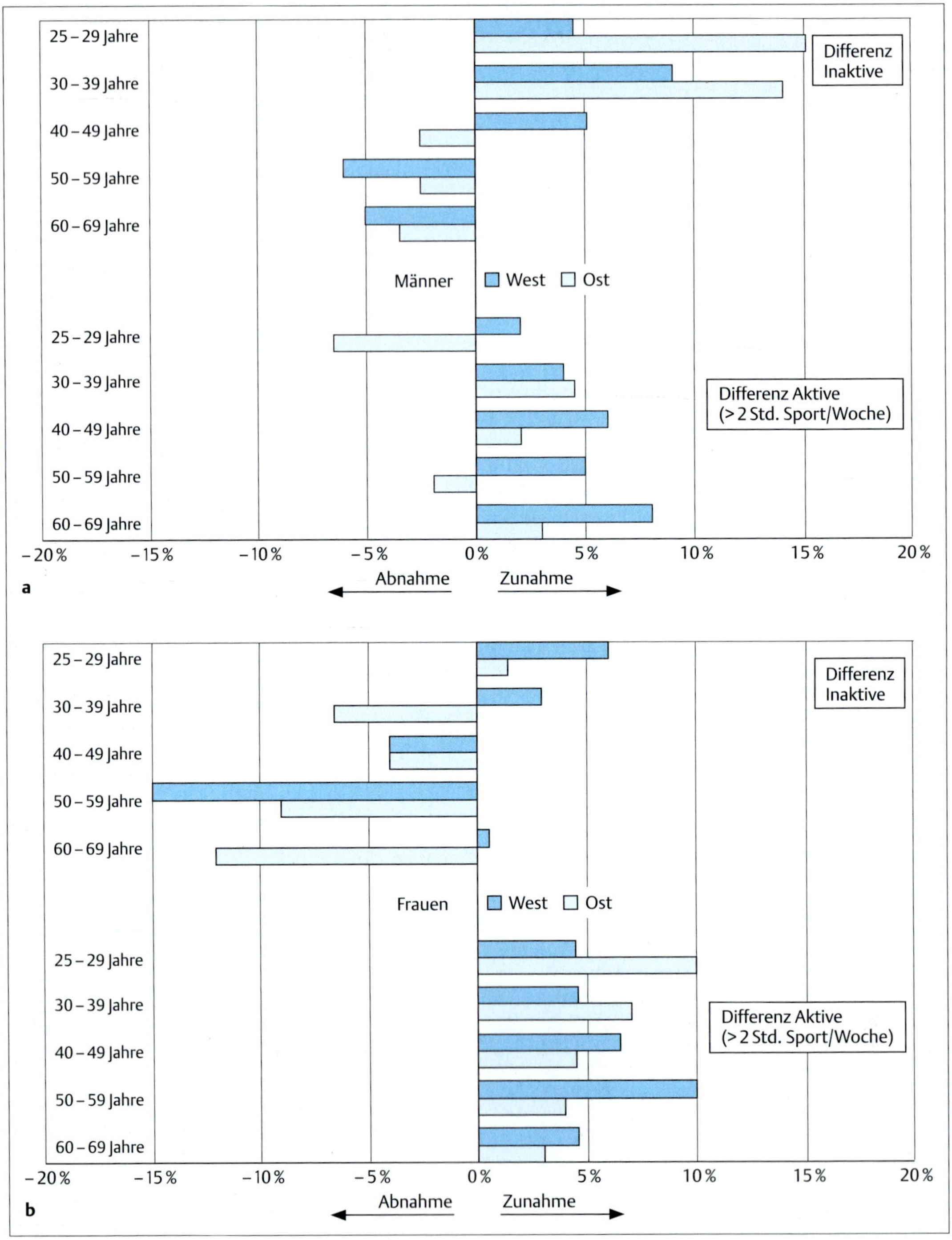

Abb. 2.**5 a, b** Differenzen in den Anteilen inaktiver und aktiver Männer (**a**) und Frauen (**b**) zwischen 1991 und 1998, nach Altersklassen in Deutschland (West und Ost) (aus: Mensink 1999). Inaktive: betreiben keinerlei sportliche Aktivität. Aktive: betreiben mehr als 2 Std. Sport/Woche.

chen Aktivität nachgehen, bei der man leicht ins Schwitzen gerät. Dieses Maß wird in Deutschland derzeit (1998) aber nicht einmal von der Hälfte der körperlich aktivsten Gruppe – jungen westdeutschen Männern – erreicht [Mensink 1999]. Zudem sinkt der Anteil der körperlich aktiven Personen mit zunehmendem Alter erwartungsgemäß, während der Anteil der Bevölkerung ohne sportliche Betätigung mit dem Alter ansteigt (Abb. 2.**4**).

Die körperliche Aktivität bei Erwachsenen hat sich in den letzten Jahren insgesamt eher positiv entwickelt, wobei in den verschiedenen Altersklassen unterschiedliche Tendenzen erkennbar sind (Abb. 2.**5a** u. **b**). Auffällig ist zum einen der Anstieg des Anteils körperlich Inaktiver bei jüngeren Männern, vor allem im Osten Deutschlands. Zum anderen ist im Gegensatz dazu bei älteren Männern generell eine Tendenz zu größerer Aktivität festzustellen. Bei Frauen hat zwar ebenfalls der Anteil der körperlich Inaktiven in den jüngeren Jahrgängen zugenommen, vor allem im Westen. Insgesamt hat sich die körperliche Aktivität in der weiblichen Bevölkerung jedoch deutlich verbessert [Mensink 1999].

2.3.2 Genetische Ursachen

Neben der Bedeutung der verhaltensbedingten Risikofaktoren weist das gehäufte Vorkommen des Typ-2-Diabetes in Familien deutlich auf genetische Ursachen der Stoffwechselstörung hin. Dies belegen Untersuchungen an eineiigen Zwillingen, bei denen in etwa 90% der Fälle beide Geschwister an einem Typ-2-Diabetes erkrankten. Auch die Varianz des BMI gilt auf Grund von Zwillingsstudien zu 60 bis 80% als genetisch bedingt [Benecke 2003]. Dennoch kann die Manifestation des Typ-2-Diabetes auf Grund der starken Zunahme der Prävalenz und Inzidenz des nichtinsulinbehandelten Diabetes, insbesondere seit Anfang der 60er Jahre, und der beobachteten Zusammenhänge mit dem Ernährungs- und Aktivitätsverhalten in der Bevölkerung überwiegend als *Wohlstandskrankheit* bezeichnet werden.

2.3.3 Metabolisches Syndrom

In vielen Fällen bildet der Typ-2-Diabetes nur die Spitze eines Eisberges aus verschiedenen Stoffwechselstörungen. Neben Diabetes oder seiner Vorform, der gestörten Glukosetoleranz, finden sich häufig eine vorwiegend abdominelle Adipositas (Bauchspeck), Fettstoffwechselstörungen und Bluthochdruck [Standl 2005]. Das Zusammentreffen dieser vier Störungen wird unter dem Begriff „metabolisches Syndrom" zusammengefasst. Nach dem jüngsten IDF-Konsensus [Alberti 2005] wird die Diagnose gestellt, wenn abdominelle Adipositas sowie mindestens zwei weitere der Befunde erhöhte Triglyceride, vermindertes HDL-Cholesterin, erhöhter Blutdruck oder erhöhter Nüchternblutzucker vorliegen. Groben Schätzungen zufolge sind etwa 20%-25% der deutschen Bevölkerung im Alter zwischen 45 und 65 Jahren vom metabolischen Syndrom betroffen [Alberti 2005, Assmann 1998].

Studien aus Finnland [Laaksonen 2002] und den USA [Lorenzo 2003] zeigten, dass das metabolische Syndrom ein *unabhängiger Risikofaktor für die Entwicklung eines Diabetes* ist.

Die Prävalenz des metabolischen Syndroms und dessen gesundheitliches Risikopotenzial sind bisher aber nur unzureichend erforscht. Auch die Bedeutung seiner einzelnen Symptome und die Gründe für ihr häufiges Zusammentreffen sind weitgehend unklar. In einer aktuellen Auswertung der europäischen **DECODE-Studie** konnte die *Prävalenz des metabolischen Syndroms* bei nichtdiabetischen europäischen Erwachsenen jetzt auf *15%* beziffert werden. Die Studie kommt zu dem Ergebnis, dass das metabolische Syndrom auch unabhängig vom Vorliegen eines manifesten Diabetes mellitus mit einem doppelt bis dreifach höheren Risiko für eine tödliche Herz-Kreislauf-Erkrankung verbunden ist [Hu 2004].

2.4 Trends und Prognosen in der Diabetes-Epidemiologie

Die Frage, ob die Zahl der Neuerkrankungen von Typ-2-Diabetes in den letzten Jahren angestiegen ist, lässt sich mangels aktueller populationsbasierter Daten nicht sicher beantworten. Die letzten validen Daten hierzu lieferten die Auswertungen des Diabetes-Registers der DDR. Demzufolge hat sich die Inzidenz des nichtinsulinbehandelten Diabetes mellitus zwischen 1960 und 1984 mehr als verdreifacht, wobei sich ein enger Zusammenhang mit veränderten Ernährungsgewohnheiten und verringerter körperlicher Aktivität zeigte [Michaelis 1991].

Betrachtet man die aktuelle Entwicklung der wichtigsten verhaltensbedingten Risikofaktoren für den Typ-2-Diabetes (siehe Kap. 2.3.1), so ist bei Erwachsenen von einer Zunahme des extremen Übergewichts, der Adipositas auszugehen. Gleichzeitig steigt der Anteil körperlich Inaktiver unter jüngeren Männern und Frauen, während in der mittleren und älteren Generation eher eine Verbesserung des Aktivitätsverhaltens beobachtet wird.

Auch bei Kindern und Jugendlichen ist in den letzten Jahren eine Zunahme der Adipositas in verschiedenen Regionen Deutschlands festgestellt und bereits mit ersten diagnostizierten Fällen von Typ-2-Diabetes assoziiert worden [Wabitsch 2002, Kromeyer-Hauschild 1999, Herpertz-Dahlmann 2003]. Während für den Anstieg der Prävalenz des jugendlichen Typ-2-Diabetes eine empirische Evidenz hier zu Lande noch fehlt, wurde eine entsprechende Entwicklung in den USA [Kaufman 2002] und Australien [McMahon 2004] bereits nachgewiesen und ebenfalls im Zusammenhang mit einer zunehmenden Häufigkeit von jugendlicher Adipositas diskutiert.

Zusammenfassend muss auf Grund der zunehmenden Prävalenz von Risikofaktoren bei einem Teil der Bevölkerung, insbesondere bei Jüngeren, gegenwärtig und auch zukünftig von einer wachsenden Zahl von Neuerkrankungen von Typ-2-Diabetes in Deutschland ausgegangen werden.

Aktuelle Studien zur Inzidenzentwicklung des Typ-1-Diabetes zeigen seit Beginn der 90er Jahre für Deutschland ebenfalls eine *Zunahme der Zahl der Neuerkrankungen bei Kindern und Jugendlichen* unter 15 Jahren *um jährlich 3 bis 3,6 %* [Rosenbauer 2002, Neu 2001]. Die Ursachen für diesen kontinuierlichen Inzidenzanstieg sind noch unklar. Für den im Osten Deutschlands zu beobachtenden stärkeren Anstieg der Neuerkrankungen können die veränderten Lebensbedingungen nach der deutschen Vereinigung zumindest als mit verantwortlich betrachtet werden.

Für die zeitliche Entwicklung der Prävalenz des Diabetes mellitus ist neben den Inzidenzraten auch die demographische Entwicklung der Bevölkerung von entscheidender Bedeutung. Da die Bevölkerung in Deutschland zunehmend altert, muss in den kommenden Jahren mit einem deutlichen *Anstieg der Diabetes-Prävalenz* gerechnet werden. Eine Fortschreibung der derzeitigen altersgruppenbezogenen Prävalenzraten aus Tab. 2.**1** lässt auf Grund der prognostizierten Bevölkerungsentwicklung [GENESIS 2004] erwarten, dass die Diabetes-Prävalenz im Jahr 2010 um mehr als 320.000 Personen über der des Jahres 2003 liegen wird. Angesichts des weiterhin zu vermutenden Anstiegs der Inzidenraten ist 2010 jedoch mit einer noch höheren Zahl von Diabetikern zu rechnen.

Außerdem ist spätestens seit dem Ende der 90er Jahre von einer Intensivierung der diabetologischen Diagnostik auszugehen. Auch die auf diese Weise zusätzlich entdeckten Diabetiker erhöhen Inzidenz und Prävalenz.

2.5 Folgeerkrankungen des Diabetes mellitus

Zu den bedeutsamsten Folgeerkrankungen des Diabetes mellitus zählen Herz-Kreislauf-Erkrankungen (Herzinfarkt), Schlaganfall, dialysepflichtige Nephropathie, Retinopathie (mit drohender Folge: Erblindung) sowie der diabetische Fuß (mit drohender Folge: Amputation).

Für den **Myokardinfarkt** weisen die Daten des Augsburger MONICA-Registers bei Diabetikern ein deutlich erhöhtes Risiko gegenüber der nichtdiabetischen Bevölkerung aus [Löwel 1999]. Demnach ist die Inzidenz bei Männern mit Diabetes mellitus um das 3,7-Fache, bei Frauen sogar um das 5,9-Fache gegenüber Nichtdiabetikern erhöht. Nach den Ergebnissen der CODE-2-Studie [Liebl 2002] entfallen rund 27.000 Herzinfarkte pro Jahr auf Patienten mit Typ-2-Diabetes. Unter Berücksichtigung der Daten des Statistischen Bundesamtes von 1998 entspricht dies einem Anteil von 20% an allen pro Jahr registrierten akuten Myokardinfarkten in Deutschland [Liebl 2002].

Das **Schlaganfallrisiko** ist amerikanischen Studien zufolge bei Diabetikern um einen Faktor 2 bis 4 gegenüber Nichtdiabetikern erhöht [Kuller 1999]. Die Zahl der von Personen mit Typ-2-Diabetes erlittenen Schlaganfälle wird in der CODE-2-Studie mit 44.000 pro Jahr beziffert, was einem Anteil von etwa 17% aller akuten Schlaganfälle in Deutschland entspricht [Liebl 2002].

Diabetiker haben zudem ein stark erhöhtes Risiko für die Entwicklung einer **Niereninsuffizienz.** Nach einer amerikanischen Interventionsstudie besteht für Männer mit Diabetes mellitus ein relatives Risiko von 12,7 im Vergleich zu Nichtdiabetikern [Brancati 1997]. Von insgesamt 55.480 im Jahr 2003 in einem bundesweiten Qualitätssicherungsprojekt erfassten Patienten mit einer Nierenersatztherapie (Dialyse oder Transplantation) litten 23% (ca. 12.800) an einem Diabetes mellitus [Frei 2004]. Unter den 5.940 im gleichen Jahr neu registrierten Patienten mit einer Nierenersatztherapie lag bei 36% (ca. 2.140) eine Diabeteserkrankung vor [Frei 2004].

In den 90er Jahren wurden in Teilen Süddeutschlands und in Nordrhein-Westfalen alle neuen Fälle von Blindenrente analysiert [Icks 1997, Trautner 2001]. Die Auswertung ergab, dass das **Erblindungsrisiko** bei Personen mit Diabetes mellitus etwa 5-mal höher ist als in der nichtdiabetischen Bevölkerung. Hochgerechnet auf Gesamtdeutschland ist daher pro Jahr mit etwa 10.700 Erblindungen zu rechnen, von denen etwa 3.100 bei Diabetikern auftreten und von diesen wiederum rund 66% oder 2000 Erblindungen mit auf den Diabetes zurückzuführen sind [Trautner 1997b]. Nach Ratzmann besteht eine diabetesbedingte Erblindung bei ca. 160 von 100.000 Diabetikern, d.h. bei ca. 6.000 bis 7.000 Bundesbürgern [Ratzmann 1994].

Das Risiko für eine **Amputation** ist bei Diabetikern gegenüber Nichtdiabetikern um das 22-Fache erhöht. Dies ergab eine Mitte der 90er Jahre in der Stadt Leverkusen durchgeführte Untersuchung [Trautner 1997a]. Auf dieser Studie aufbauende Hochrechnungen ergeben für Deutschland eine Zahl von jährlich insgesamt etwa 30.000 Amputationen. Der Großteil dieser Amputationen, etwa 23.000, werden bei Personen mit Diabetes mellitus durchgeführt, wovon etwa 21.500 als diabetesbedingt anzusehen sind.

Heller und Mitarbeiter kommen basierend auf Krankenhaus-Abrechnungsdaten der AOK auf eine etwas höhere Anzahl von 26.000 diabetesbedingten Amputationen pro Jahr [Heller 2004]. Dabei handelt es sich zu zwei Dritteln um Amputationen unterhalb und zu einem Drittel um Amputationen oberhalb des Knöchels. Insbesondere die Letzteren ziehen eine schwerwiegende Behinderung nach sich.

Tab. 2.2 zeigt eine Übersicht über die Inzidenzen der wichtigsten Komplikationen bei Diabetikern.

Bei der Beurteilung der Bedeutung des Diabetes als Risikofaktor für Folgeerkrankungen ist aber zu beachten, dass der Typ-2-Diabetes in der Bevölkerung mit einer Reihe wichtiger Risikofaktoren korreliert ist. So haben viele Patienten zusätzlich zu – und nicht wegen – ihrem Diabetes Übergewicht, einen hohen Blutdruck, eine Fettstoffwechselstörung oder sie sind Raucher. Dieser Zusammenhang ist vor allem für die Entwicklung von Herz-Kreislauf-Erkrankungen von Bedeutung, wie die Risikogleichung aus der großen Kohorte der PROCAM-Studie [Assmann 2002] veranschaulicht (Tab. 2.3). Alter, erhöhte Blutfette, das Vorhandensein einer KHK bei Verwandten 1. Grades und Rauchen spielen eine ähnlich große Rolle wie Diabetes.

Tabelle 2.2 Geschätzte Inzidenz pro Jahr für Komplikationen bei Diabetikern und durch Diabetes in Deutschland

Komplikation	Inzidenz pro Jahr bei Diabetikern	Inzidenz durch Diabetes
Herzinfarkte	20.000	unbekannt
Schlaganfälle	44.000	unbekannt
Erblindung	3.100	2.000
Amputation	23.000–29.000	21.500–26.000
neue Dialysepflichtigkeit	2.100	unbekannt

Auch für die Entwicklung von Nephropathie, Retinopathie und dem diabetischen Fußsyndrom spielen neben dem Diabetes weitere bei Diabetikern häufige Risikofaktoren eine wesentliche Rolle [Assmann 2002].

Insgesamt ist das Wissen über die Verteilung der zusätzlichen Risikofaktoren bei deutschen Diabetikern und die Folgen, die sich aus der Kom-

Tabelle 2.3 Relatives Risiko für Herzinfarkt oder Herztod in Abhängigkeit vom Vorliegen eines Typ 2 Diabetes und anderen Risikofaktoren (nach: PROCAM-Studie [Assmann 2002])

Risikofaktoren nach PROCAM-Studie	Eine Risiko-Stufe entspricht zusätzlich	Relatives Risiko für Infarkt oder Herztod in 10 Jahren pro Risiko-Stufe
Diabetes mellitus	ja / nein	1,5
Alter	10 Jahre	2,8
LDL-Cholesterin	35 mg/dl	1,6
Rauchen	ja / nein	2,0
HDL-Cholesterin	7 mg/dl	0,8
systolischer Blutdruck	20 mmHg	1,2
Herzinfarkt bei Verwandtem 1. Grades bekannt	ja / nein	1,5
Triglyzeride	44 mg/dl	1,2

bination der Risikofaktoren für die Entstehung makrovaskulärer Folgeerkrankungen ergeben, ungenügend. Weder die PROCAM-Studie noch der Bundes-Gesundheitssurvey waren auf diese Fragestellung hin konzipiert worden.

Die Euro Heart Survey [Bartnik 2004] fand, dass bei den untersuchten KHK-Patienten in 36% der Fälle eine gestörte Glukosetoleranz und in 22% der Fälle ein bisher undiagnostizierter Diabetes vorlag. Auch diese Daten zeigen, wie eng die Verflechtung von Diabetes und Herz-Kreislauf-Erkrankungen ist. Sie weisen ebenfalls darauf hin, dass dieser Tatsache noch zu wenig Beachtung geschenkt wird.

2.6 Mortalität und Lebenserwartung

Die mittlere Lebenserwartung von Patienten mit Typ-1- und Typ-2-Diabetes ist in Abhängigkeit vom Alter bei Diagnosestellung gegenüber der nichtdiabetischen Bevölkerung verkürzt [GBE 1998]. Für Deutschland ist dieser Befund in Studien beschrieben, deren Daten aus dem Diabetes-Register der DDR stammen [Schneider 1993, Balkau 1997, Panzram 1987]. Einen Überblick über die im Mittel durch eine Diabeteserkrankung zu erwartende Verringerung der Lebenserwartung gibt Tab. 2.**4**.

Die Daten zeigen bei einer Diagnosestellung in jüngeren Jahren (bis 40 Jahre vornehmlich Typ-1-Diabetes) eine bemerkenswert hohe, aber auch noch bis zum Alter von 70 Jahren nennenswerte Zahl verlorener Lebensjahre. Da der Zeitpunkt der Diagnosestellung bei diesen Diabetikern relativ weit zurückliegt, ist aber zu vermuten, dass sich die Lebenserwartung durch verbesserte Therapiebedingungen in den letzten Jahren erhöht hat. Diese Vermutung wird durch regionale Untersuchungen an Patienten mit Typ-1-Diabetes mit einer manifesten Nephropathie bestätigt, bei denen sich die Überlebensprognose von 7 Jahren in den 50er Jahren auf 14 Jahre in den 80er Jahren verbessert hat [Giani 2004]. Dennoch zeigen aktuelle klinikbasierte Studien, dass die Mortalität bei Typ-1-Diabetikern je nach Stärke der Niereninsuffizienz um das 2- bis 27-Fache gegenüber der nichtdiabetischen Bevölkerung erhöht ist [Mühlhauser 2000].

Kombiniert man die Informationen aus Tabelle 2.4 und Tabelle 2.1 (altersspezifische Diabetes-Prävalenzen), so ergibt sich daraus für rund 60% aller Diabetiker ein relevanter Verlust an Lebensjahren.

Tabelle 2.**4** Verringerung der Lebenserwartung durch Diabetes

Alter zum Zeitpunkt der Diagnose [Jahre]	**Verringerung der Lebenserwartung durch Diabetes [Jahre]**
20–30	15–20*
30–40	10–13*
40–49	7–8**
60–69	3–4**
über 75	0**

*[GBE 1998], **[Panzram 1981, Balkau 1997]

Literatur

Alberti KG, Zimmet P, Shaw J. IDF Epidemiology Task Force Consensus Group. The metabolic syndrome – a new worldwide definition. Lancet 2005; 366(9491):1059–62.

Assmann G, Cullen P, Schulte H. The Münster Heart Study (PROCAM) Results of follow-up at 8 years. Eur Heart J. 1998; 19:A2-A11.

Assmann G, Cullen P, Schulte H. Simple Scoring Scheme for Calculating the Risk of Acute Coronary Events Based on the 10-Year Follow-Up of the Prospective Cardiovascular Münster (PROCAM). Study Circulation. 2002; 105:310–315.

Balkau B, Pyörälä M, Shipley M, Forhan A, Jarrett J, Eschwege E, Pyörälä K. Non-cardiovascular disease mortality and diabetes mellitus. Lancet. 1997; 350:1680.

Bartnik M, Ryden L, Ferrari R, Malmberg K, Pyorala K, Simoons M, Standl E, Soler-Soler J, Ohrvik J. Euro Heart Survey Investigators. The prevalence of abnormal glucose regulation in patients with coronary artery disease across Europe. The Euro Heart Survey on diabetes and the heart. Eur Heart J. 2004. Nov;25(21):1880–90.

Benecke A, Vogel H. Übergewicht und Adipositas. Gesundheitsberichterstattung des Bundes, Heft 16. Berlin: Robert Koch-Institut (RKI); 2003.

Bergmann KE, Mensink GBM. Bundes-Gesundheitssurvey: Körpermaße und Übergewicht. Gesundheitswesen. 1999; 61 (Sonderheft 2):S115–S120.

Brancati FL, Whelton PK, Randall BL, Neaton JD, Stamler J, Klag MJ. Risk of end-stage renal disease in diabetes mellitus: a prospective cohort study of men screened for MRFIT. Multiple Risk Factor Intervention Trial. JAMA. 1997; 278:2069 –74.

Brenner G. Arzt-Patienten-Panel des Zentralinstituts für die kassenärztliche Versorgung. KV Nordrhein und Brandenburg. Hochrechnung aus dem 1. Quartal 2005. Persönliche Korrespondenz.

Carey VJ, Walters EE, Colditz GA, Solomon CG, Willett WC, Rosner BA, et al. Body fat distribution and risk of non-insulin-dependent diabetes mellitus in women. The Nurses' Health Study. Am J Epidemiol. 1997; 145 : 614 – 619.

Chan JM, Rimm EB, Colditz GA, Stampfer MJ, Willett WC. Obesity, fat distribution, and weight gain as risk factors for clinical diabetes in men. Diabetes Care. 1994; 17 : 961 – 9.

Chantelau E, Abholz HH. Was ist gesichert in der Therapie des Typ-2-Diabetikers? Z Allg Med. 2001; 77 : 455 – 459.

Colditz GA, Willett WC, Rotnitzky A, Manson JE. Weight gain as a risk factor for clinical diabetes mellitus in women. Ann Intern Med. 1995;122 : 481 – 6.

Frei U, Schober-Halstenberg HJ. Nierenersatztherapie in Deutschland. In: QuaSi Jahresbericht 2003/2004. Berlin; 2004. http://www.quasi-niere.de/world_d.htm (download 08.04.2005).

GBE Gesundheitsbericht für Deutschland. Kapitel 5.20: Diabetes mellitus (Teil 2). In: Statistisches Bundesamt, Hrsg. Gesundheitsbericht für Deutschland. Stuttgart: Metzler-Poeschel; 1998.

GENESIS-Online – Das statistische Informationssystem. Fortschreibung des Bevölkerungsstandes. https://www-genesis.destatis.de/genesis/online/Online (download 06.09.2004).

Giani G, Janka HU, Hauner H, et al. Epidemiologie und Verlauf des Diabetes mellitus in Deutschland. In: Leitlinie der DDG. Scherbaum WA, Kiess W, Hrsg. 2004.

Hauner H, Köster I, von Ferber L. Prävalenz des Diabetes mellitus in Deutschland 1998 – 2001. Dtsch Med Wochenschr. 2003; 128 : 2632 – 2638.

Heller G, Günster, C, Schellschmidt H. Wie häufig sind Diabetes-bedingte Amputationen unterer Extremitäten in Deutschland? Dtsch Med Wochenschr. 2004; 129 : 429 – 433.

Herpertz-Dahlmann B, Geller F, Bohle C, Khalil C, Trost-Brinkhues G, Ziegler A, Hebebrand J. Secular trends in body mass index measurements in preschool children from the City of Aachen, Germany. Eur J Pediatr. 2003; 162 : 104 – 9.

Holl RW, Wabitsch M, Heinze E. Typ-2-Diabetes mellitus bei Kinder und Jugendlichen. Monatszeitschrift Kinderheilkunde. 2001; 149 : 660 – 669.

Hu G, Qiao Q, Tuomilehto J, Balkau B, Borch-Johnsen K, Pyorala K; DECODE Study Group. Arch Intern Med. 2004;164 : 1066 – 76.

Icks A, Trautner C, Haastert B, Berger M, Giani G. Blindness due to diabetes: Population-based age and sex-specific incidence rates. Diabetic Medicine. 1997; 14 : 571 – 575.

Janka HU, Michaelis D. Epidemiologie des Diabetes mellitus: Häufigkeit, Pathogenese, Prognose. Z. ärztl. Fortbild. Qualitätssich. 2002; 96 : 159 – 165.

Kaufman FR. Type 2 diabetes mellitus in children and youth: a new epidemic. J Pediatr Endocrinol Metab. 2002; 15(Suppl. 2):737 – 744.

Kerner W, Fuchs C, Redaelli M, et al. Definition, Klassifikation und Diagnostik des Diabetes mellitus. In: Evidenzbasierte Diabetes-Leitlinien DDG. Scherbaum WA, Lauterbach KW, Joost HG, Hrsg. 1. Aufl. Deutsche Diabetes-Gesellschaft; 2001.

Knopf H, Ellert U, Melchert HU. Bundes-Gesundheitssurvey: Sozialschicht und Gesundheit. Gesundheitswesen. 1999; 61(Sonderheft 2):S169 –S177.

Kromeyer-Hauschild K, Zellner K, Jaeger U, Hoyer H. Prevalence of overweight and obesity among school children in Jena (Germany). Int J Obes Relat Metab Disord. 1999; 23 : 1143 – 1150.

Kuller L. Stroke and Diabetes. In: Diabetes in America. 2nd ed. 1999: 449 – 456.

Liebl A, Neiss A, Spannheimer A, Reitberger U, Wieseler B, Stammer H, Goertz A. Complications, co-morbidity, and blood glucose control in type 2 diabetes mellitus patients in Germany – results from the CODE-2 study. Exp Clin Endocrinol Diabetes. 2002; 110 : 10 – 16.

Laaksonen DE, Lakka HM, Niskanen LK, Kaplan GA, Salonen JT and Lakka TA. Metabolic Syndrome and Development of Diabetes Mellitus: Application and Validation of Recently Suggested Definitions of the Metabolic Syndrome in a Prospective Cohort Study. Am J Epidemiol. 2002; 156 : 1070 – 1077.

Löwel H, Stieber J, Koenig W, Thorand B, Hörmann A et al. Das Diabetes-bedingte Herzinfarktrisiko in einer süddeutschen Bevölkerung: Ergebnisse der MONICA-Augsburg-Studien 1985 – 1994. Diabetes und Stoffwechsel. 1999; 8 : 11 – 21.

Lorenzo C, Okoloise M, Williams K, Stern MP and Haffner SM. The Metabolic Syndrome as Predictor of Type 2 Diabetes: The San Antonio Heart Study. Diabetes Care 2003; 26 : 3153 – 3159.

Manson JE, Rimm EB, Stampfer MJ, et al. Physical activity and incidence of non-insulin-dependent diabetes mellitus in women. Lancet. 1991; 338 : 774 – 778.

Manson JE, Nathan DM, Krolewski AS, Stampfer MJ, Willett WC, Hennekens CH. A prospective study of exercise and incidence of diabetes among US male physicians. JAMA. 1992; 268 : 63 – 7.

McMahon SK, Haynes A, Ratnam N, et al. Increase in type 2 diabetes in children and adolescents in Western Australia. Med J Aust. 2004; 180 : 459 – 61.

Mensink GBM, Robert Koch-Institut. Körperliche Aktivität. Gesundheitswesen. 1999; 61 (Sonderheft 2):S126-S131.

Mensink G. Bundes-Gesundheitssurvey: Körperliche Aktivität. Aktive Freizeitgestaltung in Deutschland. Berlin: Robert Koch-Institut; 2003.

Michaelis D, Jutzi E. Epidemiologie des Diabetes mellitus in der Bevölkerung der ehemaligen DDR: Alters- und geschlechtsspezifische Inzidenz- und Prävalenztrends im Zeitraum 1960 - 1987. Z klin Med. 1991; 46 : 59 - 64.

Michaelis D, Jutzi E, Heinke P. 30-jähriger Inzidenz- und Prävalenztrend des juvenilen Typ-I-Diabetes in der ostdeutschen Bevölkerung. Diab Stoffw. 1993; 2 : 245 - 250.

Mühlhauser I, Sawicki PT, Blank M, Overmann H, Bender R, Berger M. Prognosis of persons with type 1 diabetes on intensified insulin therapy in relation to nephropathy. J Intern Med. 2000; 248 : 333 - 341.

Naik RG, Palmer JP. Latent autoimmune diabetes in adults (LADA). Rev Endocr Metab Disord. 2003; 4 : 233 - 241.

Neu A, Ehehalt S, Willasch A, Kehrer M, Hub R, Ranke MB. Rising incidence of type 1 diabetes in Germany: 12-year trend analysis in children 0 - 14 years of age. Diabetes Care. 2001; 24 : 785 - 786.

Neu A, Willasch A, Ehehalt S, Kehrer M, Hub R, Ranke MB. Prävalenz und Altersverteilung des Diabetes mellitus im Kindesalter in Deutschland. Monatsschrift Kinderheilkunde. 2002; 150 : 196 - 200.

Panzram G, Zabel-Langhennig R. Prognosis of diabetes mellitus in a geographically defined population. Diabetologia. 1981; 20 : 587 - 591.

Panzram G. Mortality and survival in type 2 (non-insulin-dependent) diabetes mellitus. Diabetologia. 1987; 30 : 123 - 131.

Rathmann W, Haastert B, Icks A, et al. High prevalence of undiagnosed diabetes mellitus in Southern Germany: Target populations for efficient screening. The KORA survey 2000. Diabetologia. 2003; 46 : 182 - 189.

Ratzmann KP, Gorr K, Schneider H. Prävalenz diabetesbedingter Erblindungen. Eine Populationsstudie an 70.203 Diabetikern. Diabetes und Stoffwechsel. 1994; 3 : 261 - 264.

Rosenbauer J, Icks A, Giani G. Incidence and prevalence of childhood type 1 diabetes mellitus in Germany – model-based national estimates. J Pediatr Endocrinol Metab. 2002; 15 : 1497 - 1504.

Schernthaner G, Hink S, Kopp HP, Muzyka B, Streit G, Kroiss A. Progress in the characterization of slowly progressive autoimmune diabetes in adult patients (LADA or type 1.5 diabetes). Exp Clin Endocrinol Diabetes. 2001; 109:S94-S108.

Schneider H, Lischinski M, Jutzi E. Überlebenszeit von Diabetikern im 30-Jahres-Follow-up innerhalb einer geschlossenen Population. Z. ärztl. Fortbild. (Jena). 1993; 87 : 323 - 327.

Schultz B, Bibergeil H. Structure and strategy of diabetes health care in the German Democratic Republic. IDF-Bulletin. 1988; 33 : 24 - 27.

Standl E. Aetiology and consequences of the metabolic syndrome. Eur Heart J. Suppl. 2005; 7 : 10 - 13.

Thefeld W. Prävalenz des Diabetes mellitus in der erwachsenen Bevölkerung Deutschlands. Das Gesundheitswesen. 1999 a; 61(Sonderheft 2):S85-S89.

Thefeld W, Stolzenberg H, Bellach BM. Bundes-Gesundheitssurvey: Response, Zusammensetzung der Teilnehmer und Non-Responder-Analyse. Gesundheitswesen. 1999 b; 61(Sonderheft 2):S57 -S61.

Trautner C, Standl E, Haastert B, Giani G, Berger M. Geschätzte Anzahl von Amputationen in Deutschland. Diabetes und Stoffwechsel. 1997 a; 6 : 199 - 202.

Trautner C, Icks A, Haastert B, Plum F, Berger M. Incidence of blindness in relation to diabetes. A population-based study. 1997 b; Diabetes Care 20: 1147 - 53.

Trautner C, Haastert B, Giani G, Berger M. Incidence of blindness in southern Germany between 1990 and 1998. Diabetologia. 2001; 44 : 147 - 50.

Wabitsch M, Kunze D, Keller E, Kiess W, Kromeyer-Hauschild K. Adipositas bei Kindern und Jugendlichen in Deutschland. Fortschritte der Medizin. 2002; 120 (Originalien Nr. IV):99 - 106.

WHO World Health Organization. Definition, diagnosis and classification of diabetes mellitus and its complications: Report of a WHO Consultation. Part 1: Diagnosis and classification of diabetes mellitus. Geneva: World Health Organization; 1999.

3 Das Versorgungssystem für Diabetes-Patienten

- Wie bei kaum einer anderen Erkrankung spielt der Diabetiker selbst als sein eigener Therapeut eine entscheidende, aktive Rolle im Versorgungssystem.
- In den letzten zwei Jahrzehnten wurden intensive Anstrengungen unternommen, die Regelversorgung der Diabetiker durch diabetesspezifische Versorgungsverträge (Diabetes-Vereinbarungen, Strukturverträge und DMP) zu verbessern.
- Deutschland verfügt über ein gut differenziertes System für die Grund- und Spezialversorgung, sowohl von jugendlichen als auch von erwachsenen Diabetikern.
- Die Versorgung von Typ-2-Diabetikern wird hauptsächlich von Hausärzten und Ärzten in Schwerpunktpraxen erbracht.
- Die Diabetologie ist nicht ihrer Bedeutung entsprechend im offiziellen Aus- und Weiterbildungssystem der Ärzte verortet.

Der folgende historische Rückblick soll dazu dienen, die heutigen Strukturen der Diabetes-Versorgung besser zu verstehen. Ein Strukturmerkmal, das für die Diabetes-Versorgung typisch ist, wird dabei besonders hervorgehoben: die **Rolle des Patienten beim Selbstmanagement seiner Erkrankung.** Sie ist stark verknüpft mit der Entdeckung des Insulins und dessen Einführung in die Therapie.

3.1 Meilensteine der Diabetes-Versorgung im 20. Jahrhundert: Insulin und Patienten-Selbstmanagement

Im Laufe des letzten Jahrhunderts erfuhr insbesondere die Rolle der Betroffenen im Behandlungsprozess eine unterschiedliche Bewertung und Bedeutung.

Einer der ersten Ärzte, der seinen Patienten eine aktive Position in der Therapie einräumte, war der Franzose *Apollinaire Bouchardat*, der bereits im 19. Jahrhundert die *Schulung der Patienten, tägliche Urinzucker-Selbstmessungen* und die *Gewichtsreduktion* propagierte [Bouchardat 1875]. Auch unmittelbar nach Entdeckung des Insulins Anfang der 20er Jahre des letzten Jahrhunderts setzten sich Ärzte für die Selbstbestimmung der Diabetiker ein. Hervorzuheben ist hier der amerikanische Diabetesspezialist *Elliot P. Joslin*, der seine Kollegen schon *1922* dazu aufforderte, insulinbehandelte Patienten so zu schulen, dass sie ihre Therapie auch selbst durchführen konnten [Joslin 1922]. In Deutschland plädierte der Breslauer Kinderarzt *Karl Stolte* in den 20er und 30er Jahren als erster für eine *„bedarfsgerechte Insulintherapie bei freier Kost"* [Berger 1999].

Allerdings blieben die Erfolge der Selbstbehandlung des Typ-1-Diabetes anfangs noch begrenzt – zum einen weil die physiologischen Zusammenhänge noch weitgehend unbekannt waren, zum anderen, weil noch keine Methoden zur Blutzucker-Selbstkontrolle zur Verfügung standen. Vermutlich auch deshalb trat der Gedanke der Selbsttherapie im Lauf der folgenden Jahrzehnte mehr und mehr in den Hintergrund, erhielt die Position der Ärzte bei der Therapiesteuerung des Diabetes mellitus eine neue Dominanz. Doch selbst als Mitte der 60er Jahre der erste Teststreifen zur Bestimmung der Blutglukose entwickelt wurde [Marks 1965], blieben führende Diabetologen in den USA und in Deutschland bei ihrer strikten Ablehnung jedes Selbstmanagements durch den Patienten.

Erst als sich in den 70er und 80er Jahren Beweise für den **Erfolg der Patientenschulung in der Diabetestherapie** mehrten, fand die Selbsttherapie des Diabetes mellitus auch in Fachkreisen neue Anerkennung. Dabei konnten verschiedene Forschergruppen in England und den USA zeigen, dass *sich die Häufigkeit akuter Stoffwechsel-Entgleisungen durch integrierte Schulungs- und Behandlungsprogramme deutlich reduzieren lässt* [Miller 1972, Davidson 1981]. Gleichzeitig setzte sich international die Erkenntnis durch, dass eine möglichst normnahe Blutzuckereinstellung, die als wichtiges Maß zur Prävention von Folgeerkrankungen (Sekundärprävention) gilt, zu einem großen Anteil davon abhängt, ob der Betroffene selbst ausreichend geschult, trainiert und motiviert ist [ADA 2005, Assal 1985].

Auch in Deutschland erfolgte die Diabetestherapie bis in die 80er Jahre zumeist nach einem starren Behandlungskonzept. Ein **erstes strukturiertes Schulungsprogramm** für Diabetiker wurde Anfang der 80er Jahre an der Universitätsklinik Düsseldorf entwickelt und in den Folgejahren in vielen stationären Einrichtungen im Westen Deutschlands eingeführt [Berger 1983]. Durch diese Schulungsangebote und die wachsende Bedeutung der Blutzucker-Selbstkontrolle wurden insulinbehandelte Diabetiker zunehmend in die Lage versetzt, ihre Therapie an den Bedürfnissen des Alltags und des Berufs auszurichten. Während der 90er Jahre baute das **Zentralinstitut für die Kassenärztliche Versorgung (ZI)** eine Infrastruktur mit ca. 1.500 Schulungsreferenten und einem Verlag für Schulungsmaterialien auf, der die Voraussetzungen für eine flächendeckende Versorgung der Patienten mit Schulungsangeboten war.

Heute gelten das durch strukturierte Schulungsprogramme vermittelte Selbstmanagement des Diabetes durch den Patienten und die der therapeutischen Strategie entsprechende Blutzucker-Selbstkontrolle als international anerkannte, unverzichtbare Therapiemaßnahmen bei Diabetes mellitus [Herpertz 2003, ADA 2005, IDF 2005].

3.2 Die Emanzipierung der Diabetologie als eigene Disziplin

Die Begründung der Diabetologie als eine eigenständige ärztliche Disziplin erfolgte vor dem Hintergrund einer wachsenden Zahl von Patienten mit Typ-2-Diabetes (früher Altersdiabetes), die als Folge des zunehmenden Wohlstands in den Industriestaaten nach dem Ende des Zweiten Weltkriegs zu verzeichnen war. Ausgehend von den angelsächsischen Ländern engagierten sich 1950 weltweit erstmals Diabetologen und Betroffene gemeinsam in der **International Diabetes Federation (IDF),** um die Lebensqualität von Diabetikern zu verbessern.

In der **DDR** war der Aufbau der Diabetologie durch die 1959 erfolgte Gründung der *fachärztlich-poliklinischen Zentralstelle für Diabetes und Stoffwechselkrankheiten* in Ostberlin und die Schaffung eines bezirklichen, spezialisierten Betreuungssystems (*Dispensaires*) mit einheitlichen Therapieempfehlungen gekennzeichnet. Zur Leiteinrichtung auf dem Gebiet der Diabetesforschung und -betreuung wurde 1972 das *Zentralinstitut für Diabetes „Gerhard Katsch" (ZID)* in Karlsburg. Auf epidemiologischem Gebiet ist besonders der gesetzlich verordnete, systematische Aufbau des *Zentralen Diabetesregisters* in den Jahren 1958/59 von Bedeutung, in dem bis Ende 1989 jährlich alle bekannten, neu erkrankten und verstorbenen Diabetiker nach Alter und Geschlecht sowie nach Therapieart registriert und klassifiziert wurden [Bruns 2004].

Im **Westen Deutschlands** konstituierte sich im Jahr 1964 die *Deutsche Diabetes-Gesellschaft (DDG)* als ärztliche Fachgesellschaft der Diabetologen [Bottermann 2004]. In den 60er Jahren wurden durch Bildung von Sonderforschungsbereichen, Forschergruppen und Schwerpunkten die Grundlagen für eine leistungsfähige Diabetesforschung geschaffen. 1976 beschloss der Deutsche Ärztetag die *Einführung der Teilgebietsbezeichnung „Endokrinologie"* unter Einschluss der Diabetologie.

Der weitergehende Antrag der DDG, die Bezeichnung „Endokrinologie und Stoffwechsel" einzuführen, fand dagegen bis in die jüngste Vergangenheit keine Mehrheit [Bottermann 2004]. So stand die fachärztliche Versorgung des Diabetes mellitus in Deutschland lange Zeit vor dem Problem, dass die ärztliche Weiterbildungsordnung *keine „führbare" Schwerpunktbezeichnung „Diabetologe"* vorsah.

Das Bestreben der DDG um eine führungsfähige Bezeichnung für Diabetologen erhielt durch die deutsche Wiedervereinigung jedoch eine neue Dynamik, die in der Zwischenzeit zu einer weithin anerkannten Ersatzlösung geführt hat. Nachdem 1992 die Versuche, die in der DDR bereits seit den 70er Jahren eingeführte „Subspezialität Diabetologie" in die gesamtdeutsche Weiterbildungsordnung zu übernehmen, gescheitert waren, organisierte die DDG eine eigene *Weiterbildung zum „Diabetologen DDG"*, die seit ihrer Einführung 1995 rund 3.000 Ärzte absolviert haben (Stand Januar 2004) [Bottermann 2004]. Heute ist die Bezeichnung „Diabetologe DDG" bei Krankenkassen, Kassenärztlichen Vereinigungen und Krankenhausträgern weitgehend akzeptiert. Dies zeigt sich insbesondere darin, dass eine Qualifikation als „Diabetologe DDG" für viele Kassenärztliche Vereinigungen die Voraussetzung für die Anerkennung einer diabetologischen Schwerpunktpraxis ist.

Der gewachsenen Bedeutung der Diabetologie wird nun auch in der neuen (Muster-)Weiterbildungsordnung der Bundesärztekammer von 2003 Rechnung getragen. Die neue Schwerpunktsbezeichnung „Endokrinologe und Diabetologe" ist allerdings nur durch Fachärzte für Innere

Medizin zu erwerben. Außerdem ist im Gebiet Innere Medizin und Allgemeinmedizin eine *Zusatz-Weiterbildung „Diabetologie“* vorgesehen [BÄK 2003].

Parallel zu der zunehmenden Anerkennung der Fachdisziplin Diabetologie ist in den letzten Jahrzehnten auch das Gesundheitsproblem Diabetes mellitus deutlich gewachsen. Die steigende Zahl von diabetischen Folgeerkrankungen in den Bevölkerungen und massive Ausgabensteigerungen in den Gesundheitssystemen vieler europäischer Länder führten 1989 im Rahmen einer internationalen Konferenz von WHO, IDF und Vertretern von Gesundheitsministerien und Patientenorganisationen zur **Deklaration von St.-Vincent.** Darin wurde festgestellt, dass der Diabetes mellitus ein *„bedeutendes und zunehmendes Gesundheitsproblem in Europa“* ist. In einem *10-Punkte-Programm* verpflichteten sich die Unterzeichner zur Schaffung von Bedingungen zur Verbesserung der Lebensqualität und Lebenserwartung der Diabetiker sowie zur Reduzierung der diabetischen Folgekrankheiten, vor allem durch *„Selbstbetreuung und eine wohnortnahe medizinische und sozioökonomische Betreuung“*. In einer Reihe von Folgeveranstaltungen – zuletzt 1999 in Istanbul – wurden die Ziele der St.-Vincent-Deklaration immer wieder bekräftigt. Fortschritte wurden vor allem bei der Bereitstellung der von der Deklaration geforderten Strukturen zur Diabetes-Versorgung gemacht. Die quantitativen Ziele von St.-Vincent konnten bisher allerdings nicht erfüllt werden.

3.3 Die Versorgung der erwachsenen Diabetiker

Der Diabetes mellitus wird heute bundesweit sowohl ambulant von Haus- und Fachärzten als auch stationär in Allgemein- und Spezialkliniken sowie in teilstationären Facheinrichtungen behandelt. In die Versorgung sind eine Vielzahl unterschiedlich qualifizierter Ärzte und Einrichtungen sowie auch viele nichtärztliche Behandlungseinrichtungen einbezogen. Eine Übersicht über die an der Diabetes-Versorgung beteiligten Ärzte und Einrichtungen gibt Tab. 3.**1**.

Zum Verständnis der Strukturen der gegenwärtigen Diabetes-Versorgung sind aber nicht nur die Zahlen von Ärzten, Praxen und Krankenhäusern von Bedeutung, sondern auch die vertragsrechtlichen Rahmenbedingungen für ihre jeweilige Arbeit und ihre interdisziplinäre Zusammenarbeit. Eine Übersicht über diese versorgungsrechtlichen Regelungen gibt Tab. 3.**2**.

Tabelle 3.**1** Anzahl der für die Versorgung von Diabetikern zur Verfügung stehenden Ärzte und Einrichtungen in Deutschland (nach: Bottermann 2004, BÄK 2003)

Struktur		**Anzahl**
stationär	klinische Diabeteszentren, DDG-zertifiziert	8
	für die Behandlung von Typ-1-Diabetikern qualifizierte stationäre Einrichtungen (DDG)	150
	für die Behandlung von Typ-2-Diabetikern qualifizierte stationäre Einrichtungen (DDG)	270
	für die Behandlung von jugendlichen Typ-1-Diabetikern qualifizierte stationäre Einrichtungen (DDG)	51
ambulant	hausärztlich tätige Ärzte, gesamt	55.581
	davon Allgemeinmediziner, praktische Ärzte	41.292
	davon hausärztlich tätige Internisten	14.289
	davon diabetologisch geschulte Hausärzte	rund 25.000

Fortsetzung ▸

Tabelle 3.1 Fortsetzung

Struktur		Anzahl
	Schwerpunktpraxen	1.100
	Internisten, Schwerpunkt Endokrinologie	139
	Internisten, Schwerpunkt Nephrologie	806
	Augenärzte	5.463
	Kinderärzte	6.094
	Fußbehandlungseinrichtungen, nach den Richtlinien der AG-Fuß der DDG	120

3.3.1 Ambulante Normalversorgung

Auf Grund der hohen Anzahl der Typ-2-Diabetiker und der Notwendigkeit ihrer langfristigen Behandlung sollte die Therapie des Typ-2-Diabetes nach übereinstimmender Expertenmeinung [Berger 2000] durch einen **Hausarzt** erfolgen, der entweder *Facharzt für Allgemeinmedizin* oder *Internist* ist. Die Zahl niedergelassene Ärzte mit dieser Qualifikation beträgt in Deutschland rund 55.000, von denen derzeit *etwa 25.000 diabetologisch geschult* sind (Tab. 3.**1**).

In der Regel ist es der Hausarzt der die Diagnose stellt, den Patienten schult und eine dem Typ und Schweregrad der Erkrankung entsprechende Therapie einleitet. Die Mehrzahl der Typ-2-Diabetiker wird in der Hausarztpraxis auch auf Dauer versorgt. Eine *intensive Schulung* des neu entdeckten Diabetikers findet in der Hausarztpraxis auf Grund mangelnder räumlicher und personeller Ressourcen sowie zu geringer Patientenzahlen nur selten statt. Die *kontinuierliche Dokumentation* des Behandlungsverlaufs und das Instrumentarium zur Durchführung notwendiger Untersu-

Tabelle 3.**2** Übersicht über versorgungsrechtliche Regelungen (nach: IGES)

	Strukturqualität	Prozesse	Vergütung
Diabetes-Vereinbarungen ab 1991	Schulung von Ärzten/Praxispersonal entsprechend den Vorgaben des ZI	Schulung von Typ-2-Diabetikern ohne u. mit Insulin-Anwendung	Schulungsmaßnahmen und das dafür erforderliche Schulungsmaterial
Strukturverträge ab 1997	*1. qualifizierte Hausarztpraxis*		
	Qualifikation des Arztes: diabetologisch geschulter Hausarzt, jährliche Fortbildung; Qualifikation des Praxispersonals: jährliche Fortbildung; adäquate Praxisausstattung	Kontrolle des HbA1 c und Untersuchung auf Folgeschäden, Überweisung an SPP in bestimmten Risikosituationen	Umfassende Untersuchung auf Folgeschäden + Dokumentation jährlich / vierteljährlich; Schulung
	2. Schwerpunktpraxen		
	Praxisinhaber Diabetologe (DDG) o. ä.; Diabetesberaterin (DDG) oder Diabetesassistentin (DDG) + Arzthelferin, die entsprechend den Vorgaben des ZI geschult wurden; jährlich Behandlung von mind. 200 Diabetikern, davon mind. 50 mit Insulin behandelte	Untersuchung, Stoffwechseleinstellung, Schulung von überwiesenen Fällen; Behandlung des diabetischen Fußes	gesonderte Vergütung für Diabeteseinstellung, Fußversorgung, Schulungen, etc.

Tabelle 3.2 Fortsetzung

	Strukturqualität	Prozesse	Vergütung
Strukturiertes Behandlungsprogramm Typ-2-Diabetes (DMP) ab Mitte 2003	*1. koordinierender Vertragsarzt*		
	hausärztliche Versorgung, diabetologisch geschult oder in einer Schwerpunktpraxis tätig; adäquate Praxisausstattung	Einhaltung evidenzbasierter Versorgungsinhalte; Kooperation mit den Institutionen der spezialisierten Versorgung und den zugelassenen Krankenhäusern; Beachtung der Qualitätsziele; Dokumentation; Qualitätssicherung: Arztrückmeldung	Einschreibung des Patienten; Verknüpfung mit dem RSA; Vergütung von Leistungskomplexen und Dokumentation
	2. diabetologisch spezialisierte Versorgung (SPP)		
	wie bei Strukturverträgen		
	3. zugelassene Krankenhäuser		
	Diabetologen (DDG), Diabetesberaterin (DDG); adäquate Ausstattung		
Strukturiertes Behandlungsprogramm Typ-1-Diabetes (DMP) ab März 2004	entsprechend dem strukturierten Behandlungsprogramm Typ-2-Diabetes (DMP)		

chungen gehören ebenfalls nicht zum Standard einer normalen Hausarztpraxis [BDA-Manual 2002].

Je nach Qualifikation des Hausarztes und Schwere der vorliegenden Erkrankung wird der Diabetiker bei auftretenden Problemen oder für regelmäßige Vorsorgeuntersuchungen an einen **Facharzt** überwiesen. Die Überweisung erfolgt dabei je nach Bedarf an einen Internisten, Augenarzt, Kardiologen, Orthopäden oder Zahnarzt; aber auch Urologen, Nephrologen, Neurologen, Gastroenterologen oder Dermatologen werden bei entsprechenden Komplikationen in die Behandlung mit einbezogen.

Die **Apotheken,** an sich eine wichtige Anlaufstelle für chronisch kranke Menschen, haben über die Medikamentenversorgung hinaus noch keine fest definierte Rolle im System der Diabetiker-Versorgung. Ansätze, wie etwa der der Hausapotheke sind vorhanden, müssen aber noch weiter entwickelt und mit den anderen Versorgungssystemen verknüpft werden.

Haus- und Fachärzte erhalten für die Erbringung von Einzelleistungen beim Diabetiker eine Vergütung nach dem Einheitlichen Bewertungsmaßstab (EBM).

3.3.2 Strukturierte ambulante Normalversorgung

In Deutschland wurde eine Vielzahl von Ursachen für das in der St.-Vincent-Deklaration beschriebene Defizit in der Versorgung des Diabetes mellitus vorgebracht: Neben der *fehlenden diabetologischen Qualifikation* vieler Ärzte werden mit an erster Stelle auch die *mangelnde Kooperation zwischen Haus- und Fachärzten* sowie die *fehlende Vernetzung der ambulanten und stationären Versorgungsebenen* genannt. Als wesentliche Gründe für diese offenbare Kooperationsschwäche im deutschen Gesundheitssystem werden das rein mengenorientierte Anreizsystem der ärztlichen Vergütung und der honorarpolitische Wettbewerb der Leistungserbringer genannt [Mehl 2000].

Diabetologische Schwerpunktpraxen

Im Zuge der Diskussion um eine wirksame Strategien zur Erreichung der in der St.-Vincent-Deklaration beschlossenen Ziele gründete sich im Mai 1989 die *Arbeitsgemeinschaft niedergelassener diabetologisch tätiger Ärzte (AND)*. Dabei wurde von der AND das **Konzept der diabetologischen Schwerpunktpraxis (SPP)** entwickelt und eine erste Definition ihrer Ausstattung und Aufgaben vorgenommen. Demnach sollte eine solche spezialisierte Einrichtung

- mindestens 250 Diabetiker pro Quartal betreuen,
- zumindest von einem „Diabetologen DDG" geleitet werden,
- über diabetologisch geschultes nichtärztliches Personal und über einen geeigneten Schulungsraum für Patientenschulungen verfügen [Hasche 1997].

Zur Unterstützung des ärztlichen Fachpersonals (z. B. Diabetologe DDG) stehen in Schwerpunktpraxen und spezialisierten Diabeteseinrichtungen heute *Diabetesberaterinnen (DDG)* und *Diabetesassistentinnen (DDG)* zur Verfügung. Diese Berufsbezeichnungen können vom nichtärztlichen Personal (z. B. Krankenschwestern, Diätassistenten, z. T. auch Arzthelferinnen) durch eine Fortbildung bei der DDG erlangt werden, sind aber nicht staatlich anerkannt. Die Aufgaben der Diabetesberaterinnen (DDG) und Diabetesassistentinnen (DDG) liegen in der Schulung (Training) und Beratung von Diabetikern sowie in der Unterstützung des Diabetologen.

Die Zuständigkeiten der diabetologischen Schwerpunktpraxis sind heute weder bundeseinheitlich noch verbindlich definiert. Nach den vom Wissenschaftsbeirat der AOK und der DDG vorgeschlagenen Behandlungskorridoren sollte ihnen jedoch vor allem die Ersteinstellung und Schulung von Neupatienten obliegen, die Behandlung bei dauerhaftem Nichterreichen des angestrebten HbA1c-Werts, bei mehrfachen schweren Hypoglykämien und bei Komplikationen durch Bluthochdruck [Schnittstellendefinition 2000].

Die Zahl der Schwerpunktpraxen beträgt derzeit in Deutschland etwa 1.100 (Tab. 3.**1**).

Diabetes-Vereinbarungen

Mit dem erklärten Ziel, die Diabetes-Versorgung in Deutschland möglichst flächendeckend zu verbessern, schlossen Krankenkassen und Kassenärztliche Vereinigungen seit Anfang der 90er Jahre zahlreiche, meist aber nur **regionale Diabetes-Vereinbarungen** ab. Grundlage dieser Verträge waren die in dieser Zeit vom Gesetzgeber neu geschaffenen Möglichkeiten in der Vertragsgestaltung im SGB V. Hierzu zählten zunächst die *Modellvorhaben* (§§ 63 – 65), später auch *Strukturverträge* (§ 73 a) und die *Integrierte Versorgung* (§§ 140 a – h) [Lauterbach 2002, Mehl 2000].

Bereits 1991 hatte die Kassenärztliche Bundesvereinigung (KBV) mit den Spitzenverbänden der Ersatzkassen eine **bundesweite Diabetes-Vereinbarung** getroffen. Sie beinhaltete eine *gesonderte Vergütung von Schulungen* für Typ-2- und Typ-1-Diabetiker und war mit *speziellen Anforderungen an die Qualifikation der Praxen und des Personals* verbunden. Am 1. Juli 1997 trat eine **Folgevereinbarung** in Kraft, die Sondervergütungen für ein strukturiertes Therapie-und Schulungsprogramm für Typ-2-Diabetiker mit konventioneller Insulintherapie sowie eine Anhebung der Vergütung im Rahmen bereits vorhandener Programme für Typ-2-Diabetiker ohne Insulinbehandlung vorsah [SVRKAiG 2001].

Bei den in den 90er Jahren getroffenen **regionalen Diabetes-Vereinbarungen** lassen sich insgesamt drei Generationen unterscheiden [SVRKAiG 2001]:

- Die **Verträge der ersten Generation** (z. B. Modellvorhaben der AOK Brandenburg und Sachsen) von 1993 bis Mitte 1997 zielten vor allem auf eine *gesonderte Vergütung der Diabetes-Versorgung in diabetologischen Schwerpunktpraxen* ab. Auf Grund der mangelnden Einbeziehung der Hausärzte und einer fehlenden Qualitätssicherung wurde das Ziel einer flächendeckenden Qualitätssteigerung in der Diabetes-Versorgung jedoch durch diese Verträge verfehlt [SVRKAiG 2001].
- In der **zweiten Generation** kamen die Strukturverträge nach § 73 a hinzu, die eine *strukturierte Kooperation von Hausärzten und Schwerpunktpraxen fördern* sollten (z. B. AOK Thüringen und Südwürttemberg, BEK Westfalen-Lippe, BKK Nordrhein, alle 1998). In diesen Verträgen wurden *Behandlungskorridore für jede Versorgungsebene* definiert. Bei der Entstehung eines Behandlungsbedarfs außerhalb des jeweiligen Korridors sollte die Überweisung bzw.

Rücküberweisung zwischen Haus- und Fachärzten erfolgen. Zudem sahen die neuen Verträge die *Honorierung von Dokumentationsleistungen* und eine *Evaluationspflicht* vor. Die Inhalte der Strukturverträge wurden zwar in nahezu allen KV-Bezirken umgesetzt. Allerdings war sowohl die Beteiligung der Ärzte als auch der Anteil der in die Betreuung einbezogenen Diabetiker je nach KV-Bezirk sehr unterschiedlich [Berger 2000]. Zudem ergaben erste Evaluationen der Verträge nach wie vor Mängel in der Überweisungspraxis, beim Erreichen der Zielwerte und in der Dokumentation [SVRKAiG 2001].

- Die Diabetes-Verträge der **dritten Generation** (z. B. AOK Sachsen-Anhalt und Thüringen) basierten auf der im Jahr 2000 durch das Gesundheits-Reformgesetz ermöglichten „Integrierten Versorgung" nach §§ 140 a – h im SGB V. Das Ziel dieser Vereinbarungen lag in der *Verzahnung von ambulanter und stationärer Versorgung*, die erstmals aus sektorenübergreifenden Budgets finanziert wurde [SVRKAiG 2001].

3.3.3 Stationäre Normalversorgung

Patienten, deren Allgemeinzustand, Art der Erkrankung oder Versorgungssituation eine ambulante Behandlung nicht zulässt, werden in die stationäre Versorgung überwiesen. Beispiele für solche Situationen sind *schwere Stoffwechselentgleisungen* und die *Behandlung von Folgeerkrankungen* des Diabetes. Hierfür sind Krankenhäuser mit einer hohen diabetologischen Kompetenz erforderlich. Noch häufiger dürften Diabetiker aber zur Behandlung einer anderen Erkrankung in einer Klinik aufgenommen werden, die dann mit dem Diabetes als Begleiterkrankung unter ggf. extremen Bedingungen zurechtkommen muss.

Neben den Allgemeinkrankenhäusern haben sich in den letzten Jahren stationäre, teilstationäre und auch ambulante diabetologische Einrichtungen etabliert, von denen viele durch die Erfüllung bestimmter Qualitätsrichtlinien von der DDG anerkannt werden (siehe Tab. 3.1). Seit 2004 etabliert die DDG ein neues System der Anerkennung von Einrichtungen nach einem Stufenmodell, das zwischen einer „Basisanerkennung" (Stufe 1) und einer „erweiterten Anerkennung mit diabetesspezifischem Qualitätsmanagement" (Stufe 2) unterscheidet. Hauptaufgabe der spezialisierten Einrichtungen ist die Versorgung und Rehabilitation von diabetologischen Problemfällen. Derzeit (Stand März 2006) haben 287 Einrichtungen eine Anerkennung der Stufe 1 und 11 Einrichtungen eine Anerkennung der Stufe 2.

3.4 Die Regelversorgung jugendlicher Typ-1-Diabetiker

Die Mehrheit der Kinder und Jugendlichen mit Typ-1-Diabetes wird heute stationär und ambulant von Kinderkliniken betreut, die den von der DDG und der Deutschen Gesellschaft für Kinderheilkunde und Jugendmedizin geforderten Qualitätskriterien entsprechen. Bundesweit sind heute rund 50 stationäre Einrichtungen für die Behandlung von jugendlichen Typ-1-Diabetikern von der DDG anerkannt.

Die Versorgungsdichte mit solchen pädiatrischen Einrichtungen weist jedoch erhebliche regionale Unterschiede auf [Lange 2002].

3.5 Die Versorgung der Spätschäden des Diabetes

Die Versorgung von **diabetesbedingten Fußerkrankungen** erfolgt je nach Schweregrad bei Hausärzten, beim medizinischen Fußpfleger (Podologen) oder in Schwerpunktpraxen. Für kompliziertere Fußläsionen stehen an manchen Krankenhäusern und Spezialkliniken Diabetes-Fußambulanzen und/oder Fußstationen zur Verfügung, die durch eine interdisziplinäre Zusammenarbeit von Fußpflegern, Orthopädieschuhmachern, Chirurgen und Gefäßchirurgen eine umfassende Diagnostik und Therapie ermöglichen. In Deutschland arbeiten rund 120 Fußbehandlungseinrichtungen, ambulant oder stationär, nach den Richtlinien der AG-Fuß der DDG (Tab. 3.**1**). Allerdings werden Patienten mit komplizierten Fußschäden in der Regel noch auf chirurgische Stationen eingewiesen.

Zur Verbesserung der Prävention, Therapie und Rehabilitation von Fußerkrankungen, insbesondere bei Patienten mit Diabetes, bei denen fußpflegerische Behandlungen mit erheblichen Risiken verbunden sein können, hat der Gesetzgeber Ende 2001 das *„Podologengesetz"* erlassen. Damit wird der Beruf des medizinischen Fußpflegers (Podologen) – wie von Diabetesverbänden jahrelang gefordert – erstmals in einem bundesweiten Berufsgesetz geregelt [Bundestagsdrucksache 14/5593 2001]. Zuvor war das Berufsbild des Podologen lediglich in einigen Bundesländern (Bayern, Niedersachsen, Baden-Württemberg und Sachsen-Anhalt) durch entsprechende Landesgesetze anerkannt. Die Schaffung eines einheitlichen Ausbildungsniveaus soll nun zu einer flächendeckend besseren Versorgung von Fußerkrankungen führen.

Zur Behandlung einer **diabetischen Augenerkrankung** (Retinopathie/Makulopathie) stehen in Abhängigkeit von Art und Stadium der Erkrankung verschiedene Therapieformen zur Verfügung. Hierbei ist an erster Stelle die *Laserkoagulation* zu nennen, in schwereren Fällen die *Kryokoagulation* und bei schweren Spätkomplikationen einer proliferativen diabetischen Retinopathie (Glaskörperblutung, Netzhautablösung) auch die *Glaskörperausschneidung (Vitrektomie)* [Hammes 2000]. Während die Laserbehandlung je nach Fall stationär oder ambulant in spezialisierten Augenarztpraxen erfolgen kann, wird die Vitrektomie generell stationär und meist in Vollnarkose in einer spezialisierten Augenklinik durchgeführt. In Deutschland gibt es etwa 5.500 Augenärzte (Tab. 3.**1**).

Für die ambulante Versorgung von Patienten mit **Nierenschäden** stehen in Deutschland rund 800 Internisten mit dem Schwerpunkt Nephrologie zur Verfügung. Studien zeigen jedoch, dass Diabetiker oft erst so spät zum Nephrologen überwiesen werden, dass das Fortschreiten der diabetesbedingten Nierenerkrankung kaum noch aufzuhalten ist [Keller 2000]. Für die 12.800 Diabetiker, die in Deutschland auf eine chronische Nierenersatztherapie (Dialyse oder Transplantation) angewiesen sind, existieren knapp 1.200 Behandlungseinrichtungen mit über 21.000 Hämodialyseplätzen [Frei 2004].

3.6 Disease-Management-Programme

Die Einführung der so genannten Diabetes-Vereinbarungen im Rahmen von Modellvorhaben und Strukturverträgen (siehe Kap. 3.3.2 Diabetes-Vereinbarungen) hat zwar im Vergleich zur Regelversorgung zu einigen positiven Ergebnissen geführt. Vom **Sachverständigenrat für die Konzertierte Aktion im Gesundheitswesen (SVRKAiG)** wurde allerdings die Aussagekraft dieser Modelle stark in Frage gestellt, u. a. weil die Studiendesigns methodisch hinter international etablierten Standards zurückgeblieben seien. Zudem kritisierte der Sachverständigenrat den *„unübersichtlichen Flickenteppich" an Initiativen* und die *fehlende Transparenz der aus den Vorhaben gewonnenen Erkenntnisse,* die zu Insellösungen und damit zu einer Behinderung der im Sozialgesetzbuch geforderten einheitlichen Versorgung geführt hätten [SVRKAiG 2001]. Weitere Kritik an den Diabetes-Vereinbarungen entzündete sich an deren *fehlender Orientierung an evidenzbasierten Leitlinien,* der *mangelnden Pflicht zur Evaluation und zum „Benchmarking"* sowie am *Fehlen einer patienten- und arztbezogenen Dokumentation* [Lauterbach 2002].

Nachdem der Gesetzgeber im Jahr 2001 durch das *„Gesetz zur Reform des Risikostrukturausgleichs"* den Rahmen zu einer flächendeckenden Einführung von Disease-Management-Programmen (DMP) schuf, wurde der **Typ-2-Diabetes als erste DMP-Indikation** beschlossen. *Als Disease-Management-Programme werden Behandlungspläne bezeichnet, durch die chronisch Kranke eine strukturierte Versorgung nach evidenzbasierten Leitlinien erhalten sollen.* Die Einführung der DMP geschah sicherlich auch im Hinblick auf die unbefriedigende Situation der nur regional wirksamen Diabetes-Verträge.

Die Inhalte der zwischen Krankenkassen und KVen oder einzelnen Arztgruppen zu schließenden DMP-Verträge wurden in Form einer Rechtsverordnung (Risikostruktur-Ausgleichsverordnung) bundeseinheitlich weitgehend vorgeschrieben. Für den Typ-2-Diabetes wurden die ersten DMP-Verträge 2003 vom Bundesversicherungsamt akkreditiert, seit 2004 werden sie in allen Bundesländern angeboten. Für Typ-1-Diabetes liegt seit 2004 ebenfalls eine DMP-Rechtsverordnung vor. Die Teilnahme an den Programmen ist für Ärzte wie für Patienten *freiwillig.* Für die Einschreibung von Versicherten in DMP erwarten die Kassen zusätzlich Zahlungen aus dem Risikostrukturausgleich.

Disease-Management-Programme verstehen sich als ein Instrument zum Abbau von Über-, Unter- und Fehlversorgung in der Versorgung chronisch Kranker. Dieser Abbau soll durch die Einhaltung von Vorgaben in Verträgen ermöglicht werden, die den wissenschaftlich gesicherten Standard zum Ziel der Versorgung erklären [Lauterbach 2002]. Sämtliche Versorgungsleistungen für den in ein DMP eingeschriebenen Versicherten werden vom koordinierenden Arzt oder einer zentralen Stelle gesteuert und zwischen Haus- und Fachärzten, Schwerpunktpraxen sowie – je nach Vertrag – Krankenhäusern und anderen Versorgungseinrichtungen abgestimmt. So soll die Behandlung im DMP für Typ-2-Diabetes durch *diabetologisch besonders qualifiziertes Personal*

(z. B. DDG-geschulte Hausärzte, Diabetologen DDG für Schwerpunktpraxen) *nach dem jeweils besten medizinischen Wissensstand* erfolgen und sich an *individuell zwischen Arzt und Patient vereinbarten Therapiezielen* orientieren. Standardisierte Erst- und quartalsweise Folgedokumentationen sind in den DMP verpflichtend.

Die in den DMP gesammelten und zum Teil pseudonymisierten Daten werden von einer gemeinsam von Krankenkassen, KVen und Krankenhausgesellschaften getragenen Einrichtung ausgewertet. Von dieser Einrichtung werden praxisindividuelle Feedbackberichte und Reminderlisten erstellt, die die Ärzte an die anstehenden Wiedervorstellungstermine von Patienten erinnern. Außerdem werden von der Einrichtung regelmäßige Qualitätssicherungsberichte erstellt und veröffentlicht.

Ein erster Zwischenbericht dieser Art erschien für den KV-Bezirk Nordrhein im Februar 2005 [Nordrheinische Gemeinsame Einrichtung 2004]. Die dort nach gut einjähriger Laufzeit dokumentierten **vorläufigen Ergebnisse** weisen auf ein ähnliches Veränderungsmuster hin, wie es bereits von den Evaluationen der Diabetes-Vereinbarungen her bekannt ist. So stehen auch beim nordrheinischen Diabetes-DMP leichten *Verbesserungen bei der Blutzucker- und Blutdruckeinstellung* sowie dem *Anteil geschulter Patienten* weiterhin *Probleme in der ärztlichen Kooperation* gegenüber (siehe Kap. 5.4). Seit Juli 2005 liegt auch ein Qualitätsbericht für den KV-Bezirk Niedersachsen vor [Gemeinsame Einrichtungen DMP Niedersachsen].

Unabhängig von diesen ersten Zwischenberichten regionaler DMP sind die inhaltlichen, formalen und finanziellen Aspekte der Programme für den Typ-2-Diabetes bis heute umstritten. Die Kritik von Diabetologen richtet sich insbesondere gegen die Infragestellung der von den Fachgesellschaften und Ärzteverbänden aufgestellten Versorgungsleitlinien durch die *restriktive Anwendung der evidenzbasierten Medizin* in den Rechtsverordnungen für die DMP. Hierbei werden insbesondere die nicht leitliniengerechten Vorgaben für die Augenuntersuchungen, das Mikroalbuminurie-Screening und die Blutdruckziele sowie die Nichtberücksichtigung von Präventionsmaßnahmen und bestimmten Medikamenten wie den Insulinanaloga kritisiert. Außerdem wird oft bemängelt, dass sich das DMP nicht auf eine Vorgabe für den HbA1c festlegt, sondern dies den Absprachen zwischen Arzt und Patient überlässt. Auch wird bezweifelt, ob die in den Diabetes-Verträgen erreichten Verbesserungen durch die DMP noch weiter gesteigert werden können [z.B. Schulze 2004].

Unklar ist angesichts des hohen bürokratischen Aufwandes und des „Gießkannenprinzips“ (nach dem die DMP möglichst viele Diabetiker unabhängig von ihrem individuellen Nutzen einbinden sollen) aber auch, ob die Programme überhaupt Einsparungen oder zumindest ein günstiges Kosten-Nutzen-Verhältnis erreichen können. In der Kritik steht dabei das gegenwärtige Anreizsystem, das einen finanziellen Vorteil für die anbietenden Krankenkassen allein durch die Zahl der Einschreibungen und nicht durch Qualität und Effizienz der Programme verspricht.

Problematisch wird in diesem Zusammenhang häufig auch die *Verknüpfung der DMP mit dem Risikostrukturausgleich* gesehen, die zu einer undurchsichtigen und schwer kalkulierbaren Vermischung von Wettbewerbs- und Versorgungsinteressen geführt hat [z.B. IGES 2004].

3.7 Diabetes-Forschungseinrichtungen und -Verbände

Zu den wichtigsten Forschungseinrichtungen für den Diabetes zählt das **Deutsche Diabetes Zentrum an der Heinrich-Heine-Universität Düsseldorf (DDZ)**, das sich auch als Kompetenzzentrum für die Diabetikerversorgung von Hochrisikopatienten versteht.

Weitere bedeutende *diabetologische Forschungseinrichtungen* sind:

- das Deutsche Institut für Ernährungsforschung in Potsdam-Rehbrücke (DIfE),
- das Institut für Diabetes „Gerhard Katsch“ Karlsburg e.V. sowie
- das Institut für Diabetesforschung München der Diabetes-Forschergruppe Diabetes e.V.

Die Interessen der mit dem Diabetes durch berufliche Tätigkeit oder eigene Betroffenheit verbundenen Personen werden in Deutschland von einer Vielzahl von Gesellschaften, Verbänden und Selbsthilfegruppen vertreten. Die **Deutsche Diabetes-Gesellschaft (DDG)** und ihre Regionalgesellschaften verstehen sich als wissenschaftliche Fachgesellschaften, die sich der Erforschung und Behandlung des Diabetes mellitus widmen.

Die vom Diabetes mellitus Betroffenen haben sich im **Deutschen Diabetiker Bund (DDB)** und dem **Bund diabetischer Kinder und Jugendlicher (BdKJ)** organisiert. Zusammen mit der DDG

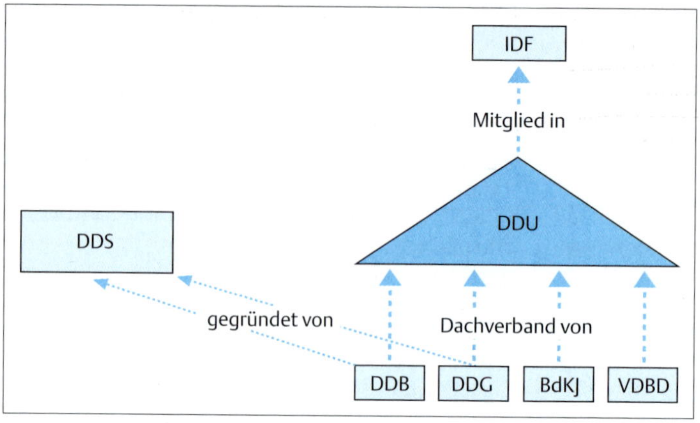

Abb. 3.**1** Fach- und Betroffenenverbände im Bereich des Diabetes in Deutschland (nach: IGES).
BdKJ = Bund diabetischer Kinder und Jugendlicher
DDB = Deutscher Diabetiker Bund
DDG = Deutsche Diabetes-Gesellschaft
DDS = Deutsche Diabetes-Stiftung
DDU = Deutsche Diabetes-Union
IDF = International Diabetes Federation

bilden DDB, BdKJ und der Verband der Diabetesberatungs- und Schulungsberufe Deutschlands (VDBD) die **Deutsche Diabetes-Union (DDU),** die als Dachverband für Menschen mit Diabetes und deren behandelnde Berufe fungiert. DDG und DDB haben zudem die **Deutsche Diabetes-Stiftung (DDS)** gegründet, deren vorrangige Aufgabe es ist, die Bevölkerung über die Gefahren des Diabetes mellitus aufzuklären, Projekte zur Vorsorge zu entwickeln und zu propagieren (Abb. 3.**1**).

Zu den *diabetologischen Berufsverbänden* zählen:

- der Berufverband Deutscher Diabetologen (BDD),
- der Berufsverband der niedergelassenen Diabetologen (BVND) und
- der Berufsverband klinischer Diabeteseinrichtungen (BVKD).

Das **Industrieforum Diabetes (IFD)** ist die Interessengemeinschaft forschender Unternehmen, die im Indikationsbereich Diabetes arbeiten.

Auf Initiative der DDU konstituierte sich im April 2002 die erste **Nationale Diabeteskonferenz,** zu deren Mitgliedern Vertreter aller oben genannten Fach-, Berufs- und Interessensverbände zählen. Ziel der jährlich stattfindenden Konferenz ist es, *„die Vielseitigkeit in der diabetologischen Landschaft zu vereinen“* und *„sich gegenseitig neutralisierende Aktivitäten durch Synergieeffekte abzulösen“.*

Als gemeinsame Initiative von DDU und Bundesgesundheitsministerium wurde im Oktober 2004 das **Nationale Aktionsforum Diabetes mellitus (NAFDM)** gegründet. Seine Aufgabe ist die Bündelung der Aktivitäten aller deutschen Akteure auf den Gebieten der Prävention, der Versorgung und der Forschung in den kommenden Jahren bis 2010.

Literatur

American Diabetes Association (ADA). Standards of Medical Care in Diabetes. Diabetes Care. 2005; 28: S4–36 S.

Assal JP, Mühlhauser I, Pernet A, Gfeller R, Jörgens V, Berger M. Patient education as the basis for diabetes care in clinical practice and research. Diabetologia. 1985; 28: 602–613.

BÄK Ärztestatistik 2003. http://www.bundesaerztekammer.de/30/Aerztestatistik/03 Statistik/Tabelle1.pdf (download 13.04.2005)

BÄK (Muster-)Weiterbildungsordnung gemäß Beschluss 106. Deutscher Ärztetag in Köln; 2003b. http://www.bundesaerztekammer.de/30/Weiterbildung/05 MWBO2003.pdf (download 08.04.2005)

BDA-Manual Diabetes. Therapiemanuale des Deutschen Hausärzteverbandes; 2002. http://www.ifap.de/bda-manuale/diabetes/index.html (download 08.04.2005).

Berger M, Jörgens V, Mühlhauser I, Zimmermann H. Die Bedeutung der Diabetikerschulung in der Therapie des Typ-I-Diabetes. Dtsch Med Wochenschr. 1983; 109: 424–430.

Berger M. Bedarfsgerechte Insulin-Therapie bei freier Kost. Der Beitrag von Karl Stolte zur klinischen Diabetologie. Kirchheim Verlag; 1999.

Berger M, Hrsg. Diabetes mellitus. 2. Aufl. München, Jena: Urban & Fischer Verlag; 2000.

Bottermann P, Bruns W., Buyken GP, Glasneck M, Toeller-Suchan M. 40 Jahre Deutsche Diabetes-Gesellschaft, 1964—2004. DDG; 2004.

Bouchardat A. Of Glycosuria and Diabetes Mellitus. Paris: Libraire Germer Bailliere; 1875.

Bruns W, Seige K, Menzel R, Panzram G. Die Entwicklung der Diabetologie im Osten Deutschlands von 1945 bis zur Wiedervereinigung. DDG; 2004.

Bundestagsdrucksache 14/5593. Medizinische Fußpflege – Beruf des Podologen einheitlich regeln. Blickpunkt Bundestag 04/2001. http://www.bundestag.de/bp/2001/bp0104/0104030d

Davidson JK, Alogna M, Goldsmith M, Borden J. Assessment of program effectiveness at Grady Memorial Hospital, In: Steiner G, Lawrence PA, Hrsg. Educating diabetic patients. New York: Springer Publishing Co.; 1981 : 329 – 348.

Frei U, Schober-Halstenberg HJ. Nierenersatztherapie in Deutschland. QuaSi Jahresbericht 2003/2004. Berlin; 2004. http://www.quasi-niere.de/world_d.htm (download 08.04.2005).

Gemeinsame Einrichtung DMP Niedersachsen. Qualitätsbericht 2004. Disease-Management-Programm Diabetes mellitus Typ 2. Juli 2005.

Hasche H, Flinker K, Herbold M, et al. Multizentrische Studie zur Effektivität der diabetologischen Schwerpunktpraxis. Studie der Arbeitsgemeinschaft niedergelassener diabetologisch tätiger Ärzte (AND). Deutsches Ärzteblatt. 1997; 94:A:2990 – 5.

Hammes HP, Bertram B, Bornfeld N, et al. Diagnostik, Therapie und Verlaufskontrolle der diabetischen Retinopathie und Makulopathie. In: Scherbaum WA, Lauterbach KW, Renner R, Hrsg. Evidenzbasierte Diabetes-Leitlinien DDG. Deutsche Diabetes-Gesellschaft; 2000.

Herpertz S, Petrak F, Albus C, Hirsch A, Kruse J, Kulzer B. Psychosoziales und Diabetes mellitus. In: Deutsche Diabetes-Gesellschaft (DDG) und Deutsches Kollegium Psychosomatische Medizin (DKPM), Hrsg. Evidenzbasierte Diabetes-Leitlinie DDG. Diabetes und Stoffwechsel. 2003; 12(Suppl. 2).

IDF Clinical Guidelines Task Force. Global guideline for Type 2 diabetes. Brussels: International Diabetes Federation; 2005.

IGES Institut für Gesundheits- und Sozialforschung GmbH. Voraussetzungen für ein effektives und effizientes Disease-Management für Typ-II-Diabetiker und seine adäquate Finanzierung im Rahmen der gesetzlichen Krankenversicherung. Berlin; 2003.

Joslin EP, Gray H, Root HF. Insulin in hospital and home. J Metab Res. 1922; 2 : 651 – 99.

Keller C, Ritz E. Behandlungsqualität niereninsuffizienter Diabetiker in Deutschland. Deutsche Medizinische Wochenschrift 2000; 125: 240 – 244.

Lange K, Stachow R, Kurzinsky U, Holl R, Hürter P. Pädiatrische Betreuung von Kindern und Jugendlichen mit Diabetes. Eine bundesweite Umfrage der Arbeitsgemeinschaft für Pädiatrische Diabetologie in der Deutschen Diabetes-Gesellscheft und der Gesellschaft für Kinderheilkunde und Jugendmedizin. Diabetes und Stoffwechsel. 2002; 11 : 14 – 22.

Lauterbach KW. Disease Management in Deutschland – Voraussetzungen, Rahmenbedingungen, Faktoren zur Entwicklung, Implementierung und Evaluation. Gutachten im Auftrag der VdAK und des AEV; 2002.

Marks V, Dawson A. Dextrostix Estimations of Blood-Sugar. Lancet. 1965; 12 : 386 – 387.

Mehl E, Becker-Berke S, Müller de Cornejo G. Einführung eines Disease-Managements am Beispiel Diabetes – Partizipation als Weg aus dem Versorgungsdilemma. AOK Bundesverband, Hrsg; 2000. http://www.bvnd.de/download/DMP_Diabetes_Entwurf_der_AOK.pdf (download 08.04.2005).

Miller LV, Goldstein J. More efficient care of diabetic patients in a country-hospital setting. N Engl J Med. 1972; 286 : 1388 – 1391.

Nordrheinische Gemeinsame Einrichtung Disease-Management-Programme GbR, Hrsg; Qualitätssicherungsbericht 2004. Disease-Management-Programme in Nordrhein. Stand Dezember 2004. http://www.kvno.de/importiert/qualbe_dmp04.pdf (download 08.04.2005).

Schnittstellendefinition des AOK-Wissenschaftsbeirats 2000; z. B.: http://www.diabetes-news.de/info/wer_sind_wir101.htm (download 08.04.2005).

Schulze J. Disease-Management-Programm Diabetes mellitus Typ 2: Heftige Kritik der teilnehmenden Ärzte. Deutsches Ärzteblatt. 2004; 101:A-543/B-453/C-445.

SVRKAiG. Sachverständigenrat für die Konzertierte Aktion im Gesundheitswesen. Bedarfsgerechtigkeit und Wirtschaftlichkeit. Bd. III: Über-, Unter- und Fehlversorgung. Gutachten 2000/2001.

4 Wie Diabetiker in Deutschland behandelt werden: Prozesse und Prozessqualität

- Zur Prävention des Typ-2-Diabetes fehlt in Deutschland noch eine einheitliche Strategie. Gleiches gilt für die Früherkennung des Typ-2-Diabetes.
- Konsens besteht darin, dass für die Behandlung von Diabetikern die Festlegung individueller Therapieziele erforderlich ist.
- Die Kontrolluntersuchungen der Nierenfunktion, des Augenhintergrunds und der Füße werden nicht in der von den Leitlinien geforderten Häufigkeit durchgeführt.
- Mängel in der Prozessqualität betreffen hauptsächlich die Versorgung des Typ-2-Diabetes. Hingegen laufen die Prozesse zur Versorgung des Typ-1-Diabetes weitgehend zufrieden stellend ab.

Die im Folgenden dargestellten Prozesse der Diabetestherapie beziehen sich im Allgemeinen auf die *Regelversorgung im deutschen Gesundheitswesen.* Durch die Etablierung von Diabetes-Schwerpunktpraxen, die Vereinbarung regionaler Diabetes-Strukturverträge zwischen Krankenkassen und Kassenärztlichen Vereinigungen sowie die Einführung von Disease-Management-Programmen (DMP), DRG-Fallpauschalen und weiteren gesetzlichen Reformen ist in den letzten Jahren allerdings ein Wandel in der Diabetes-Versorgung festzustellen, der sich auch weiterhin fortsetzen wird.

Um ein zusammenhängendes Bild von der Versorgung zeichnen zu können, werden in diesem Kapitel die Zahlen zur Inanspruchnahme und zur Prozessqualität – obwohl eine Vielzahl von Untersuchungen und Daten vorhanden sind – nur einigen wenigen großen Studien entnommen. Dabei werden so oft wie möglich parallel zur aktuellen Behandlungspraxis die entsprechenden Empfehlungen der wichtigsten deutschen Leitlinien berichtet.

Die wesentlichen *Prozesse der Versorgung von Menschen mit Typ-2- und Typ-1-Diabetes* sowie von Begleit- und Folgeerkrankungen sind in Tab. 4.**1** zusammengefasst.

Tabelle 4.**1** Wesentliche Prozesse der Versorgung des Diabetes mellitus

Erkrankung	Therapieabschnitt	Prozesse
Typ-2-Diabetes	primäre Prävention	Gewichtsreduktion Ernährungsumstellung Bewegungstraining
	Screening	opportunistisches Screening für Risikopatienten und Gesunde Gesundheitsuntersuchung nach § 25 SGB V
	Diagnose	Diagnosestellung nach WHO-Kriterien
	Therapieziele	Festlegung individueller Therapieziele
	Patientenschulung	Schulung je nach geplanter Behandlungsstrategie: ohne Insulin / mit Insulin
	antihyperglykämische Therapie	Ernährungs- u. Bewegungstherapie (Primärtherapie) Therapie mit oralen Antidiabetika (OAD) Insulintherapie bei klinischem Versagen der OAD oder Komplikationen
	Kontrolluntersuchungen	Selbstkontrolle des Patienten ärztliche Kontroll- und Vorsorgeuntersuchungen

Tabelle 4.1 Fortsetzung

Erkrankung	Therapieabschnitt	Prozesse
Typ-1-Diabetes	Diagnose	Diagnosestellung nach WHO-Kriterien
	Patientenschulung	Schulung für Kinder u. Jugendliche bei Erstdiagnose
	Diabetestherapie	intensivierte konventionelle Insulintherapie intensivierte Insulintherapie mit Pumpe
	Kontrolluntersuchungen	Selbstkontrolle des Patienten ärztliche Kontroll- und Vorsorgeuntersuchungen
Begleiterkrankungen	Therapie der Begleiterkrankung	Raucherentwöhnung Hypertoniebehandlung Behandlung einer Fettstoffwechselstörung
Komplikationen	Management der Komplikationen	leitliniengerechtes Management von manifesten Herz-Kreislauf-Erkrankungen leitliniengerechtes Management bei Mikroalbuminurie/Nephropathie, Mitbetreuung durch den Nephrologen leitliniengerechtes Management der Retinopathie, Mitbetreuung durch den Augenarzt leitliniengerechtes Management eines diabetischen Fußes

Tabelle 4.2 Ergebnisse wesentlicher Studien zur Prozessqualität der Diabetes-Versorgung in Deutschland (nach: Hauner 2003, Berger 1998, Liebl 2002 b, Altenhofen 2002). Zufriedenstellende Ergebnisse sind blau, mangelhafte sind grau hinterlegt.

Parameterdefinition	Hauner[1]	Liebl[2]	Altenhofen[3]	Berger[4]
Anteil der Patienten mit zielgruppengerechter Schulung	5%*		56%**	62%**
Anteil der Patienten, der Blutzuckerselbstkontrollen macht	27%		89%	96%
Anteil mit HbA1c-Kontrolle, mindestens jährlich	59%	78%		91%
Anteil mit Fußkontrolle, mindestens jährlich				40%
Anteil mit Augenarztkontrolle, mindestens jährlich	47%			80%
Anteil mit Test auf Mikroalbuminurie, mindestens jährlich	8%			69%
Therapie				
nur Diät	28%	19%	32%	
nur orale Antidiabetika	44%	53%	36%	
Insulin, nicht spezifiziert	28%	28%	32%	
Insulin, konventionell				keine Angaben
Insulin, intensiviert				79%

[1] Hauner, Versichertenstichprobe, Daten von KV u. AOK Hessen, Krankenkassendaten, 2001
[2] Liebl, CODE-2, Typ-2-Diabetiker, 1998
[3] Altenhofen, Typ-2-Diabetiker, Diabetesstrukturvertrag Nordrhein, 2001
[4] Berger, Untersuchung von Typ-1-Diabetikern einer Stichprobe aus den Hausarztpraxen der KV Nordrhein, 1996
[5] Holl, Qualitätssicherung in der pädiatrischen Diabetologie, AGDP, 1996
* im letzten Jahr
** jemals

Eine Zusammenfassung der wichtigsten *Ergebnisse von Untersuchungen zur Prozessqualität* findet sich in Tab. 4.**2**.

4.1 Prävention des Typ-2-Diabetes

In vielen Studien konnte gezeigt werden, dass *„Lifestyle“-Interventionen*, etwa durch die Intensivierung von körperlicher Aktivität und durch Gewichtsreduktion das Auftreten eines Typ-2-Diabetes verzögern bzw. verhindern können [z.B. Lindström 2003]. Solche präventiven Interventionen werden derzeit in Deutschland in mehreren Projekten getestet, so z.B. im Projekt PRAEDIAS [PRAEDIAS 2005], sind aber in größerem Ausmaß bislang noch nicht implementiert.

Die aktuelle Diskussion dreht sich dabei auch um die Frage, auf welche *Zielpopulation* sich die Präventionsmaßnahmen konzentrieren sollen. Umstritten ist vor allem, ob eine Bevölkerungs- oder eine Hochrisikostrategie angestrebt werden soll. Ein Screening-Instrument zur Identifikation eines Diabetes-Risikos wird derzeit erprobt [Schwarz 2005].

4.2 Screening und Diagnostik

Als einzige flächendeckende Screening-Maßnahme für den Diabetes mellitus bietet das deutsche Gesundheitssystem die *freiwillige Gesundheitsuntersuchung nach §25 SGB V* an, die den Nüchtern-Blutzucker mit untersucht. Freiwillig ist außerdem die Blutzuckermessung in den Apotheken, die durch Verträge mit verschiedenen Krankenkassen für den Versicherten bei seiner „Hausapotheke“ verbilligt angeboten wird.

Die wesentliche Rolle bei der Früherkennung des Diabetes spielt nach wie vor der einzelne Arzt, dem es überlassen bleibt, bei Gelegenheit den Blutzucker zu kontrollieren. Die **Leitlinien der DDG** empfehlen dazu die *Bestimmung der Nüchtern-Blutglukose bei Risikopatienten* und eventuell auch bei gesunden Personen ab 45 Jahren.

Diese Situation scheint angesichts der in Kap. 2.1.2 beschriebenen Dunkelziffer unbekannter Diabetiker von bis zu 1,5 Mio. unbefriedigend. Allerdings wird die Wirksamkeit des Screenings noch kontrovers diskutiert [z.B. Engelgau 1995]: Der Nutzen des Screenings hängt wesentlich davon ab, dass die so entdeckten Diabetiker, nach Diagnose-Bestätigung, auch die jeweils angemessene Behandlung beginnen.

Ein *Antikörper-Screening zur Frühdiagnose des Typ-1-Diabetes* wird für die Regelversorgung mangels therapeutischer Optionen zur Intervention abgelehnt [Kerner 2001].

Der Typ-1-Diabetes manifestiert sich in der Regel mit den klassischen Symptomen Polyurie, Polydipsie, Ketoazidose und ungeklärtem Gewichtsverlust. Ein Typ-2-Diabetes wird dagegen häufig nur zufällig entdeckt, nicht selten sogar erst beim Auftreten von mikro- oder makroangiopathischen Komplikationen.

Die **Diagnose des Diabetes mellitus** erfolgt nach übereinstimmenden Leitlinien bei:

- einem venösen Gelegenheits-Plasmaglukosewert von ≥ 200 mg/dl (11,1 mmol/l),
- einem 8-Stunden-Nüchternglukosewert ≥ 126 mg/dl (7,0 mmol/l) oder
- einem 2-Stunden-Wert von ≥ 200 mg/dl (11,1 mmol/l) nach oralem Glukosetoleranztest (OGTT) [Kerner 2001].

4.3 Festlegung individueller Therapieziele

Der Diabetes mellitus ist eine *chronische Erkrankung*, die nach Diagnosestellung des dauerhaften Engagements seitens des Patienten, seines Hausarztes sowie der interdisziplinären Kooperation aller an der Behandlung beteiligten Personen und Institutionen bedarf. Jeder diagnostizierte Diabetes mellitus gilt, von wenigen Ausnahmen abgesehen, als therapiebedürftig [AkdÄ-Leitlinie 2002].

Die Art der Diabetestherapie wird vom jeweiligen Typ der Erkrankung bestimmt, ihrer Schwere, dem Vorliegen von Akutkomplikationen, Folge- oder Begleiterkrankungen, aber auch von den persönlichen Voraussetzungen des Patienten, seinem Alter, seiner Lebenserwartung, Lebensqualität und seiner sozialen Situation. Daher wird heute für alle Diabetiker eine **Individualisierung der Therapieziele** im Sinne einer „Pyramide“ empfohlen (Abb. 4.**1**) [Berger 1996, AkdÄ-Leitlinie 2002, Dreyer 2003].

Die Basis der Therapieziel-Pyramide sind die *Prävention von lebensbedrohlichen Stoffwechselentgleisungen und von Fußkomplikationen*, die im schlimmsten Fall zur Amputation führen können. Diese Therapieziele gelten ausnahmslos für jeden Patienten.

Für jüngere Diabetiker gilt – unabhängig vom Diabetestyp – die *Nahezu-Normalisierung des Glukosestoffwechsels* zur bestmöglichen Minderung des Risikos für Mikro- und Makroangiopathie als

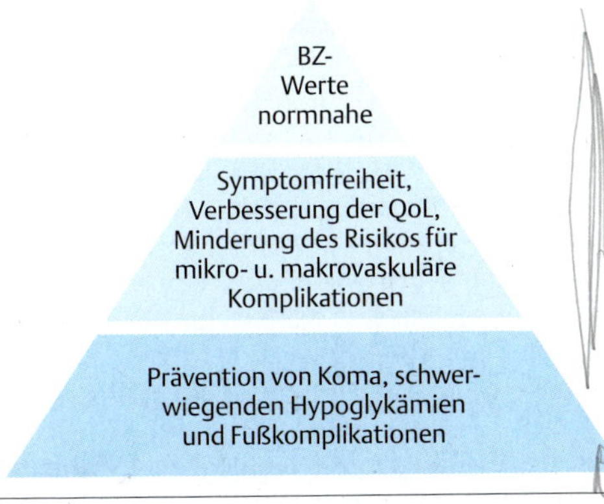

Abb. 4.1 Pyramide der individuellen Therapieziele (nach Berger 2000). QoL = Quality of life.

primäres Therapieziel [Dreyer 2003]. Die Nahezu-Normoglykämie stellt als Maximalforderung die Spitze der Pyramide dar, die aber nur für einen Teil der Patienten Gültigkeit hat.

Für die überwiegende Mehrheit der älteren Diabetiker ist das Hauptziel der Therapie die Verbesserung der Lebensqualität, die Freiheit von Symptomen wie Durst, Harndrang, Leistungsschwäche und Infektanfälligkeit, sowie die Minderung des Risikos für makro- und mikrovaskuläre Komplikationen. [z.B. AkdÄ-Leitlinie 2002].

4.4 Behandlungsprozesse beim Typ-2-Diabetes

Die **Teilnahme an einer strukturierten Diabetes-Schulung** gilt heute für alle Patienten mit einem neu diagnostizierten Typ-2-Diabetes als unverzichtbare Therapiemaßnahme [Herpertz 2003]. Ziel jeder Patientenschulung ist es, den Diabetiker über die richtige Form und mögliche Risiken der Behandlung aufzuklären und ihn in die Lage zu versetzen, die Therapiemaßnahmen im Alltag eigenverantwortlich durchführen zu können. Moderne Schulungsprogramme legen dabei verstärkten Wert auf eine *patientenorientierte Vermittlung* und *Einübung von Fähigkeiten* [ADA 2005, Assal 1985, Kulzer 2001]. In Deutschland werden verschiedene Behandlungs- und Schulungsprogramme für Typ-2-Diabetiker angeboten, die von der DDG, den Kassenärztlichen Vereinigungen und den Krankenkassen anerkannt werden. Diese Programme haben je nach Art der Behandlung (mit oder ohne Insulin) einen Umfang von 8 bis 24 Stunden und werden in Gruppen von 4 bis 12 Teilnehmern in dafür qualifizierten Arztpraxen angeboten.

Im Rahmen des Diabetes-Strukturvertrags in der KV Nordrhein wurde berichtet, das über 50% aller erfassten Diabetiker jemals an einer Schulung teilgenommen hätten. Zu beachten ist dabei, dass Strukturverträge insbesondere die Erbringung der Leistung Patientenschulung fördern [Altenhofen 2002]. Der erste Zwischenbericht für ein Disease-Management-Programm (KV-Bezirk Nordrhein) gibt an, dass rund 56% der Eingeschriebenen bereits vor der DMP-Einschreibung eine Schulung mitgemacht hatten. Im Rahmen des DMP erhielten noch einmal rund 17% eine Schulung [Nordrheinische Gemeinsame Einrichtungen 2004].

Neben der Patientenschulung besteht die Primärtherapie des Typ-2-Diabetes nach übereinstimmender Expertenmeinung in einer **nichtmedikamentösen Behandlung,** die a) auf Ernährungsempfehlungen mit dem Ziel einer adäquaten Kalorienaufnahme und b) einer erhöhten körperlichen Aktivität des Patienten basiert. Hauptziel dieser Maßnahmen ist bei übergewichtigen und adipösen Patienten die Gewichtsreduktion. Auch bei einer Therapie mit oralen Antidiabetika oder Insulin sollte die nichtmedikamentöse Therapie ihre vorrangige Bedeutung beibehalten [Hauner 2003]. Der Anteil der Patienten mit diagnostiziertem Typ-2-Diabetes, der ausschließlich mit nichtmedikamentösen Maßnahmen behandelt wird, liegt unterschiedlichen Quellen zufolge zwischen 19% [Liebl 2002] und 32% [Altenhofen 2002, Thefeld 1999, Rothenbacher 2002]. Im DMP Nordrhein werden rund 29% der teilnehmenden Typ-2-Diabetiker mit einer nichtmedikamentösen Therapie behandelt [Nordrheinische Gemeinsame Einrichtungen 2004].

Nach DDG-Leitlinien sollte der Übergang zu einer **Behandlung mit oralen Antidiabetika (OAD)** dann erfolgen, wenn der HbA1 c-Wert nach 3 Monaten unter einer nichtmedikamentösen Therapie weiterhin über 7% liegt. Dabei besteht die medikamentöse Behandlung zunächst in einer *Monotherapie*, etwa mit Metformin oder Glibenclamid. Erst wenn damit nach weiteren 3 Monaten kein Absenken unter einen HbA1 c-Wert von 7% gelingt, ist eine *Kombinationstherapie mit verschiedenen OAD* vorzusehen. Wird auch dann noch keine ausreichende glykämische Kontrolle erreicht, empfehlen die DDG-Leitlinien eine *Kombinationstherapie von OAD mit Insulin,* die bei weiterem Misserfolg in eine **konventionelle oder intensivierte Insulintherapie** münden kann.

Globales Ziel der Therapie ist ein HbA1c von unter 6,5% [Häring 2003].

In Deutschland erhält rund die Hälfte der Patienten mit Typ-2-Diabetes eine Therapie mit oralen Antidiabetika. Eine Insulintherapie, auch kombiniert mit OAD, wird bei etwa einem Viertel der Typ-2-Diabetiker durchgeführt [Liebl 2002, Hauner 2003, Nordrheinische Gemeinsame Einrichtungen 2004]. Dennoch erfolgt nach Meinung vieler Diabetologen die Umstellung von OAD zu Insulin bei vielen Patienten noch zu spät. So vergehen in Europa im Durchschnitt 9 bis 10 Jahre, bis Typ-2-Diabetiker auf Insulin eingestellt werden [Gaede 2003].

Die dritte Säule der Diabetestherapie bilden **regelmäßige Kontrollen des Blutzuckers und anderer körperlicher Parameter** sowie die entsprechende Anpassung der Behandlung. Einen Anspruch auf Blutzucker-Messgeräte und -Teststreifen haben heute alle Diabetiker, sofern der Arzt die Selbstmessung aus medizinischer Sicht für notwendig hält. *Stoffwechsel-Selbstkontrollen* werden daher vor allem von insulinbehandelten Diabetikern durchgeführt, von denen 89% ihren Blutzucker messen und 21%, zum Teil zusätzlich, Urinzuckertests vornehmen [Liebl 2002]. Bei den mit OAD behandelten Patienten liegt die Rate der Patienten, die Blutzucker-Selbstmessungen vornehmen, bei 37%, die Rate der Patienten, die Urinzuckertests vornehmen, bei 18% [Liebl 2002].

Neben der Selbstkontrolle durch den Patienten zählen *regelmäßige ärztliche Kontrolluntersuchungen* zum Standard der Diabetestherapie. Am häufigsten sind dabei Blutzuckermessungen, die bei rund 83% aller Diabetiker durchschnittlich knapp 8-mal pro Jahr durchgeführt werden. Die Messung von Glykohämoglobin (HbA1c) sollte in der Regel einmal im Quartal erfolgen [Häring 2003]. Tatsächlich wird der so genannte Langzeitblutzucker aber nur bei 59% aller Diabetiker überhaupt dokumentiert, im Mittel etwa 2-mal pro Jahr [Hauner 2003]. Zu weiteren Kontrolluntersuchungen siehe Kap. 4.6.

4.5 Behandlungsprozesse beim Typ-1-Diabetes

Während Diagnose und Langzeitversorgung des Typ-1-Diabetes in der Regel in primärärztlich ausgerichteten Praxen (praktische Ärzte, Allgemeinmediziner oder Internisten) stattfinden, erfolgen Patientenschulung, Ersteinstellung auf Insulin und die Behandlung akuter Stoffwechsel-Entgleisungen zumeist in **stationären oder ambulanten Spezialeinrichtungen.** In den letzten Jahren haben sich hierzu immer mehr Diabetes-Schwerpunktpraxen entwickelt, die Typ-1-Diabetiker nicht nur in Problemfällen, sondern auch dauerhaft ambulant betreuen [Diabetes-Strukturvertrag Nordrhein 2003]. Kinder und Jugendliche mit Typ-1-Diabetes werden in Deutschland, mit regionalen Unterschieden, heute mehrheitlich von spezialisierten Kinderkliniken und pädiatrischen Diabetesambulanzen sowohl stationär als auch ambulant betreut [Lange 2002, Holl 1997].

Mit der Einführung der intensivierten Insulintherapie (IT) in die Regelversorgung Deutschlands Anfang der 90er Jahre wurden zumindest die theoretischen Voraussetzungen zur Erreichung der Therapieziele bei Typ-1-Diabetes geschaffen [Mueller 1999].

Heute gilt die IT, ob als intensiviert-konventionelle Therapie (ICT) oder mittels einer Insulinpumpe durchgeführt, als Therapie der Wahl. Hierzu hat wesentlich beigetragen, dass beide Therapieformen in der großen, nordamerikanischen DCCT-Studie das Auftreten von diabetischen Folgeerkrankungen am besten verhindern konnten [Dreyer 2003, DCCT 1993].

Aus einer regionalen Untersuchung bei Primärärzten im Ärztekammerbereich Nordrhein ging hervor, dass 79% der an Typ-1-Diabetes Erkrankten mit einer IT behandelt wurden; 62% hatten an einem strukturierten Therapie- und Schulungsprogramm zur Intensivierung der Insulintherapie teilgenommen. Rund 96% der Patienten führten Blutzucker-Selbstkontrollen durch und 78% gaben an, ihre Insulindosis selbstständig anzupassen. Relativ hohe Raten wurden auch bei der Anzahl ärztlicher Kontrolluntersuchungen beobachtet. So wurde bei 91% der Patienten mindestens einmal pro Jahr der HbA1c-Wert gemessen, bei 61% mindestens 3-mal.

4.6 Erkennung und Versorgung von Begleiterkrankungen und Komplikationen

Nach übereinstimmenden Leitlinienempfehlungen sollten zur rechtzeitigen Erkennung von Begleiterkrankungen und Komplikationen bei Diabetes mellitus mindestens einmal jährlich Untersuchungen zur Abklärung des Risikos von **vaskulären Erkrankungen** (Hyperto-nie, Mikroalbuminurie und Blutlipide, EKG und Gefäßstatus),

Nierenkomplikationen (Urin-Albumin und Serum-Kreatinin), **Augenkomplikationen** (Retinopathie-Screening) sowie von **Neuropathie, Ischämie** und **Fußdeformationen** stattfinden. Auch das Erkennen und gegebenenfalls die Therapie von **Depressionen** gehören zu den Routineuntersuchungen [BÄK 2002].

Beim Typ-1-Diabetes werden **Urin-Albuminmessungen** ab dem 5. Lebensjahr und 5 Jahren Erkrankungsdauer sogar 3- bis 4-mal jährlich verlangt [Dreyer 2003].

In der Praxis werden diese Leitlinien-Empfehlungen mit unterschiedlicher Intensität befolgt. Während *Blutdruckkontrollen* noch bei der überwiegenden Mehrzahl der Patienten mit **Typ-2-Diabetes** (91%) durchgeführt und dokumentiert werden, finden komplette *Untersuchungen der Lipidwerte* weitaus seltener statt. Nach den **Praxis-Leitlinien der DDG** soll der Fettstoffwechsel bei Patienten mit Diabetes mellitus allgemein einmal pro Jahr, bei pathologischen Werten vierteljährlich untersucht werden – bei schlecht eingestellten Patienten auch häufiger [Scherbaum 2002]. Eine Auswertung von Krankenkassendaten der AOK von Hauner ergab aber, dass nur bei jedem zweiten Diabetespatienten wenigstens eine Messung von Gesamtcholesterin oder Triglyzeriden innerhalb eines Jahres (2001) erfolgt war. Eine Messung des LDL-Cholesterin erfolgte sogar nur bei etwa 20% der Patienten [Hauner 2003].

Sind beim Diabetiker bereits Folgeschäden eingetreten, werden *häufigere Kontrollen* empfohlen:

- bei Retinopathie 2- bis 4-mal jährliche *Untersuchungen der Netzhaut,*
- bei Nephropathie je nach Stadium 2- bis 4-mal jährliche *Urin-Albumin- und Serum-Kreatinin-Messungen.*
- Bei klinisch manifester Neuropathie wird zumindest eine *halbjährliche Basisuntersuchung* empfohlen und, je nach Risikoprofil des Patienten, alle 1 bis 6 Monate eine *professionelle Fußuntersuchung.*

Deutlich zu selten werden Diabetiker auf das Vorliegen einer diabetischen Retinopathie kontrolliert. Verschiedene Erhebungen bei deutschen Augenärzten ergaben, dass die erforderlichen Netzhautuntersuchungen nur bei etwa einem Drittel bis der Hälfte der Diabetiker stattfinden [Bertram 1999, Hauner 2003]; in regionalen Untersuchungen wurde eine Inanspruchnahme zwischen 20 und 75% ermittelt [Scherbaum 2002; Schiel 1997]. Auch im DMP Nordrhein waren von den seit mindestens einem halben Jahr eingeschriebenen Diabetikern erst knapp 40% zum Augenarzt überwiesen worden [Nordrheinische Gemeinsame Einrichtungen 2004].

Bei **Typ-1-Diabetikern** zeigte eine Untersuchung im Kammerbereich Nordrhein Mitte der 90er Jahre, dass jährliche *Untersuchungen des Augenhintergrundes* bei 80% der Patienten stattfanden [Berger 1998]. Diese relativ hohe Prozessqualität der Sekundärprävention in der Region Nordrhein wird zum einen auf die häufige Teilnahme der Patienten an strukturierten Therapie- und Schulungsprogrammen zurückgeführt, zum anderen auf die im Vergleich zum Bundesdurchschnitt fast doppelt so hohe Dichte von qualitätskontrollierten Einrichtungen [Berger 1998, Mueller 1999].

Die Testung auf Mikroalbuminurie gilt als guter Marker für eine Nierenschädigung, vor allem bei Typ-1-, aber auch bei Typ-2-Diabetes. Verschiedene regionale Erhebungen zeigen aber, dass ein *Mikroalbuminurie-Screening* nur bei 8 bis 10% der Diabetiker auch tatsächlich durchgeführt wird [Hauner 2003, Joost 2001]. In einer Studie an Bluthochdruckpatienten mit Diabetes wurde auch nur bei einem Drittel der Patienten mit nachgewiesener Mikroalbuminurie tatsächlich die Diagnose Nephropathie gestellt [Wittchen 2003].

Wesentlich für eine erfolgreiche Diabetesbehandlung ist die *Zusammenarbeit der einzelnen Versorgungsebenen.* Hierbei deuten verschiedene Untersuchungen auf Probleme in der Überweisungspraxis zwischen Primär- und Fachärzten in Deutschland hin. So bestätigte eine Studie zur Behandlungsqualität nierengeschädigter Diabetiker den Verdacht, dass Patienten mit Diabetes mellitus, speziell vom Typ 2, in Deutschland meist erst im Stadium der Niereninsuffizienz zum Nephrologen überwiesen werden, wenn aufhaltende Maßnahmen nicht mehr greifen [Keller 2000]. Nach Schätzungen von Augenärzten werden auch nur etwa 7% der Diabetiker von ihrem betreuenden Arzt zu der jährlich notwendigen Augenuntersuchung überwiesen [Bertram 1999]. Und die adäquate Behandlung des diabetischen Fußsyndroms stößt auf die Schwierigkeit, die notwendige enge und interdisziplinäre Interaktion von Hausarzt, Schwerpunktpraxen, diabetischen Fußzentren und Fachkliniken flächendeckend zu organisieren [Haslbeck 2000].

Von Bedeutung für ein Fallmanagement individuell oder in Behandlungsprogrammen ist auch eine richtige Einschätzung des Potenzials für die Risikoreduktion beim einzelnen Patienten. Häussler et al. [2005] weisen in Modellierungen, die auf dem Bundes-Gesundheitssurvey aufbauen, darauf hin, dass einer großen Zahl von Diabetikern mit geringem Risiko für Folgeschäden eine relativ begrenzte Zahl mit deutlich erhöhtem Risiko gegenübersteht [Häussler 2005].

Die Hochrisiko-Patienten richtig zu erkennen, etwa unter Zuhilfenahme von Risk-Assessment-Algorithmen, und dann entsprechend intensiv zu behandeln, wäre demnach eine Kernaufgabe der Diabetes-Versorgung.

4.7 Inanspruchnahme und Zusammenfassung

Insgesamt werden ambulante Versorgungseinrichtungen von Menschen mit Diabetes mellitus deutlich häufiger in Anspruch genommen als von Nichtdiabetikern [Hauner 2003]. So suchen Menschen mit Diabetes mellitus pro Jahr etwa 4 verschiedene Ärzte auf, haben rund 32 Praxiskontakte und erhalten dabei im Mittel 126 medizinische Leistungen und knapp 40 Verordnungen von Arzneimitteln. Im Vergleich dazu gehen Nichtdiabetiker im Durchschnitt zu weniger verschiedenen Ärzten (3,5), haben weniger Praxiskontakte (21) und erhalten weniger medizinische Leistungen (76) und Arzneimittel-Rezepte (20). Wie zu erwarten, nehmen insulinbehandelte und ältere Diabetespatienten besonders häufig ärztliche Leistungen in Anspruch.

Zusammenfassend lässt die Analyse der Versorgungsprozesse des Diabetes mellitus in Deutschland den Schluss zu, dass die Inanspruchnahme und Qualität der Patientenschulung sowie die Zahl der Patienten mit Stoffwechselselbstkontrollen als relativ gut bis zufriedenstellend beurteilt werden kann. Defizite liegen häufig in der Prävention und Versorgung von Multimorbiditäten und Folgeerkrankungen, wobei vor allem die Kooperation der Versorgungsebenen deutlich verbesserungswürdig erscheint.

Literatur

American Diabetes Association (ADA) Standards of Medical Care in Diabetes. Diabetes Care 2005; 28: S4–36 S.

AkdÄ-Leitlinie Diabetes mellitus. Therapieempfehlungen der Arzneimittelkommission der Deutschen Ärzteschaft. 1. Aufl. 2002. http://www. leitlinien.de/versorgungsleitlinien/diabetes2 (download 08.04.2005).

Altenhofen L, Haß W, Oliveira J, Brenner G. Modernes Diabetesmanagement in der ambulanten Versorgung: Ergebnisse der wissenschaftlichen Begleitung der Diabetesvereinbarungen in der KV Nordrhein. Wissenschaftliche Reihe Bd. 57. Köln: Dt. Ärzte-Verlag; 2002.

Assal JP, Mühlhauser I, Pernet A, Gfeller R, Jörgens V, Berger M. Patient education as the basis for diabetes care in clinical practice and research. Diabetologia. 1985; 28 : 602–613.

BÄK. Nationale Versorgungsleitlinie Diabetes mellitus Typ 2. 1. Aufl. 2002. http://www.leitlinien.de/versorgungsleitlinien/index/diabetes/langdarstellung/view (download 08.04.2005).

Berger M, Jorgens V, Flatten G. Health care for persons with non-insulin-dependent diabetes mellitus. The German experience. Ann Intern Med. 1996; 124(1 Pt 2):153–155.

Berger M, Mühlhauser I, Jörgens V. Versorgungsqualität bei Typ-1-Diabetes-mellitus. Eine Bevölkerungsanalyse im Ärztekammerbereich Nordrhein. Dt Ärztebl. 1998; 95:A-2770–2774.

Berger M, Hrsg. Diabetes mellitus. 2. Aufl. München, Jena: Urban & Fischer Verlag; 2000.

Bertram B. Zusammenarbeit von Hausarzt und Augenarzt in der Diabetikerbetreuung: Kommunikation unerläßlich. Dt Ärztebl. 1999; 96:A-3043–3047.

DCCT. The Diabetes Control and Complications Trial Research Group. The Effect of Intensive Treatment of Diabetes and Progression of Long-Term Complications in Insulin-Dependent Diabetes Mellitus. New Engl J Med. 1993; 329 : 977–986.

Dreyer M, Berger M, Kiess W, et al. Therapie des Diabetes mellitus Typ 1. In: Scherbaum WA, Landgraf R, Hrsg. Evidenzbasierte Diabetes-Leitlinie DDG. Diabetes und Stoffwechsel. 2003; 12 (Suppl. 2).

Engelgau MM, Aubert RE, Thompson TJ, Herman WH. Screening for NIDDM in nonpregnant adults. A review of principles, screening tests, and recommendations. Diabetes Care. 1995; 18 : 1606–18.

Gaede P, Vedel P, Larsen N, Jensen GV, Parving HH, Pedersen O. Multifactorial intervention and cardiovascular disease in patients with type 2 diabetes. N Engl J Med. 2003; 348 : 383–93.

Häring HU, Joost HG, Laube H, Matthaei S, Meissner HP, Panten U, Schernthaner G. Antihyperglykämische Therapie des Diabetes mellitus Typ 2. In: Scherbaum WA, Landgraf R, Hrsg. Evidenzbasierte Diabetes-Leitlinie DDG. Diabetes und Stoffwechsel. 2003; 12 (Suppl. 2).

Haslbeck M, Renner R. Das diabetische Fußsyndrom: Eine indisziplinäre diagnostische und therapeutische Herausforderung. MMW Fortschr Med. 2000; 142 : 39.

Hauner H, Koster I, von Ferber L. Ambulante Versorgung von Patienten mit Diabetes mellitus im Jahr 2001. Analyse einer Versichertenstichprobe der AOK Hessen/KV Hessen. Dtsch Med Wochenschr. 2003; 128 : 2638–2643.

Häussler B, Berger U, Mast O, Thefeld W. Risk and potential risk reduction in diabetes type 2 patients in Germany. Eur J Health Econ. 2005; Mar 11.

Herpertz S, Petrak F, Albus C, Hirsch A, Kruse J, Kulzer B. Psychosoziales und Diabetes mellitus. In: Deutsche Diabetes-Gesellschaft (DDG) und Deutsches Kollegium Psychosomatische Medizin (DKPM), Hrsg. Evidenzbasierte Diabetes-Leitlinie DDG. Diabetes und Stoffwechsel. 2003: 12(Suppl. 2).

Holl RW, Grabert M, Hecker W, Klinghammer A, Renner C, Schweiggert F, Teller WM, Heinze E: Qualitätssicherung bei der Betreuung von Kindern und Jugendlichen mit Diabetes: Ein externer Vergleich in 23 pädiatrischen Diabeteszentren. Diabet. Stoffw. 1997; 6 : 83 – 90.

Joost HG, Willms B, Nauck M. Stellungnahme der Deutschen Diabetes-Gesellschaft zur Über-, Unter- und Fehlversorgung von Patienten mit Diabetes mellitus. Diabetes und Stoffwechsel. 2001; 10 : 79 – 81.

Keller C, Ritz E, Pommer W, Stein G, Frank J, Schwarzbeck A. Behandlungsqualität niereninsuffizienter Diabetiker in Deutschland. Dtsch. Med. Wochenschr. 2000; 125 : 240 – 244.

Kerner W, Fuchs C, Redaelli M,. Boehm B.O, Köbberling J, Scherbaum WA, Tillil H. Definition, Klassifikation und Diagnostik des Diabetes mellitus. In: Scherbaum WA, Lauterbach KW, Joost HG, Hrsg. Evidenzbasierte Diabetes-Leitlinien DDG. 1. Aufl. Deutsche Diabetes-Gesellschaft; 2001.

Kulzer B, Hermann N. Mehr Diabetes-Selbstmanagement Typ 2: Ein neues Schulungs- und Behandlungsprogramm für Menschen mit nicht-insulinpflichtigem Typ-2-Diabetes. Praxis der klinischen Verhaltensmedizin und Rehabilitation. 2001; 54 : 129 – 136.

Lange K, Stachow R, Kurzinsky U, Holl R, Hürter P. Pädiatrische Betreuung von Kindern und Jugendlichen mit Diabetes. Eine bundesweite Umfrage der Arbeitsgemeinschaft für Pädiatrische Diabetologie in der Deutschen Diabetes-Gesellscheft und der Gesellschaft für Kinderheilkunde und Jugendmedizin. Diabetes und Stoffwechsel. 2002; 11 : 14 – 22.

Liebl A, Spannheimer A, Reitberger U, Wagenpfeil S, Görtz A. Aktuelles Diabetes-Management für Patienten mit Typ-2-Diabetes in Deutschland. Ergebnisse der CODE-2-Studie. Diabetes und Stoffwechsel. 2002; 11 : 55 – 61.

Lindström J, Louheranta A, Mannelin M et al. Finnish Diabetes Prevention Study Group: Lifestyle intervention and 3-year results on diet and physical activity. Diabetes Care. 2003; 26 : 3230 – 3236

Mueller UA, Femerling M, Reinauer KM, Risse A, Voss M, Joergens V, Berger M, Muehlhauser I. Intensified treatment and education of type 1 diabetes as clinical routine. A nationwide quality-circle experience in Germany. ASD (the Working Group on Structured Diabetes Therapy of the German Diabetes Association). Diabetes Care. 1999; 22(Suppl. 2):B29-B34.

Nordrheinische Gemeinsame Einrichtung Disease-Management-Programme GbR (Hrsg.). Qualitätssicherungsbericht 2004. Disease-Management-Programme in Nordrhein. Stand Dezember 2004. http://www.kvno.de/importiert/qualbe_dmp04.pdf (download 08.04.2005).

PRAEDIAS – Projekt zur Diabetesprävention. http://www.diabetes-praevention.de/start.htm (download 12.04.2005).

Rothenbacher D, Ruter G, Saam S, Brenner H. Versorgung von Patienten mit Typ-2-Diabetes. Dtsch. Med. Wochenschr. 2002; 127 : 1183 – 7.

Thefeld W. Prävalenz des Diabetes mellitus in der erwachsenen Bevölkerung Deutschlands. Das Gesundheitswesen 1999; 61(Sonderheft 2):S85-S89.

Scherbaum WA, Landgraf R, Hrsg. Praxis-Leitlinien der Deutschen Diabetes-Gesellschaft (DDG). Diabetes und Stoffwechsel. 2002; 11 (Suppl. 2).

Schiel R, Muller UA, Sprott H, Schmelzer A, Mertes B, Hunger-Dathe W, et al. The JEVIN trial: a population-based survey on the quality of diabetes care in Germany: 1994/1995 compared to 1989/1990. Diabetologia. 1997; 40 : 1350 – 1357.

Schwarz PEH. Evaluation des Lindström/Tuomilehto-Risikofragebogens (FINDRISK) in Deutschland. Projektskizze. 2005. http://www.dbdomain.net/tumaini/agderddg/pdf/Projektskizze.pdf (download 30.03.2005).

Wittchen HU. Editorial. "Hypertension and diabetes screening and awareness" – (HYDRA) study. Fortschr Med Orig. 2003; 121 (Sonderheft I):1.

Diabetes-Strukturvertrag Nordrhein zwischen der AOK Rheinland, dem Landesverband der Betriebskrankenkassen NRW, der Innungskrankenkasse Nordrhein, der Landwirtschaftlichen Krankenkasse NRW, der Bundesknappschaft und der Kassenärztlichen Vereinigung Nordrhein; gemäß §73 a SGB V zur Verbesserung der Qualität der ambulanten Versorgung von Diabetikern durch Diabetologische Schwerpunktpraxen und von Typ-1-Diabetikern durch die diabetologisch geschulten Hausärzte. 01.06.2003. http://www.kvno.de/importiert/diabstruktur.pdf (download 12.04.2005).

5 Ergebnisse der Diabetes-Versorgung

+S.47ff

- Die durchschnittlich erzielte Blutzuckereinstellung (HbA1 c-Wert) wird von Experten als zufriedenstellend beurteilt.
- Die Verminderung von Übergewicht als Risikofaktor ist ein ungelöstes Versorgungsproblem: Einerseits mangelt es an effektiven Interventionen, andererseits wird dem Übergewicht seitens der Ärzte zu wenig Aufmerksamkeit geschenkt.
- Auch bei der Raucherentwöhnung fehlt es an effektiven Programmen und an Motivation durch das Versorgungssystem.
- Das Management der Hypertonie scheint mangelhaft.
- Bisherige Diabetes-Studien können wegen fehlender Kontrollgruppen keine Aussagen über die Effektivität der Versorgung in Bezug auf die Vermeidung von Spätschäden machen.

Seit der Deklaration von St. Vincent im Jahr 1989 wurden verschiedene Anstrengungen unternommen, die Qualität der medizinischen Diabetes-Versorgung in Deutschland zu verbessern. Zwar weisen jüngere Erhebungen darauf hin, dass dies in einigen Bereichen und Regionen auch gelungen ist. Doch zur Beurteilung der tatsächlichen Versorgungsqualität in ganz Deutschland mangelt es bislang an einer validen Datenbasis [Hauner 2003].

Für die folgende Zusammenfassung der bekannten Ergebnisse werden neben dem **Auftreten von Komplikationen bzw. Folgeerkrankungen** und der **Qualität der Blutzucker- und Blutdruckeinstellung** auch **Risikofaktoren** wie Übergewicht und Rauchen zur Darstellung der Ergebnisqualität der Diabetes-Versorgung herangezogen. Auch wenn Risikofaktoren und die Qualität der Blutzucker- und Blutdruckeinstellung nur mittelbare Ergebnisgrößen darstellen, so sind diese Parameter doch aussagekräftig für den Gesundheitszustand von Diabetikern als Ergebnis der Versorgung (Tab. 5.**1**).

Obwohl eine Vielzahl von Untersuchungen zur Ergebnisqualität verschiedener Modelle der Diabetes-Versorgung vorliegt, finden sich nur wenige Studien mit einer vollständigen Dokumentation und einer gesicherten internen und externen Validität. Die im Folgenden dargestellten Ergebnisse stammen daher aus einer Auswahl von Erhebungen, die diesen Anforderungen weitgehend genügen.

Tabelle 5.**1** Ergebnisqualität in großen Studien zur Versorgung von Typ-2- und Typ-1-Diabetikern in Deutschland. Zufriedenstellende Ergebnisse sind blau, mangelhafte grau hinterlegt. (nach: Altenhofen 2002, Berger 1998, Grüßer 2000, Liebl 2002 a, Liebl 2002 b)

Versorgungsbereich Parameterdefinition	**Liebl[1]**	**Altenhofen[2]**	**Grüßer[3]**	**Berger[4]**
Qualität der Stoffwechseleinstellung				
HbA1c Mittelwert	7,50 %		7,6 %	8,0 %
HbA1c < 6,50 %	26 %	[a]43 % ([b]34 %)		
HbA1c 6,50 – 7,50 %	29 %	[a]29 % ([b]29 %)		
HbA1c 7,51 – 8,50 %	23 %	[a]15 % ([b]19 %)		
HbA1c > 8,50 %	22 %	[a]13 % ([b]18 %)		

Fortsetzung ▶

Tabelle 5.1 Fortsetzung

Versorgungsbereich Parameterdefinition	**Liebl[1]**	**Altenhofen[2]**	**Grüßer[3]**	**Berger[4]**
Stoffwechselentgleisungen				
Ketoazidosen, Inzidenz pro Patient u. Jahr				0,03 %
Anteil Patienten mit Krankenhausaufenthalt im letzten Jahr		[c]4–6 %		
Qualität der Behandlung von Komorbiditäten				
Anteil Patienten mit RR > 160/90 mmHg			11 %	
Anteil Patienten mit RR > 140/90 mmHg		[c]59 %	75 %	20 %
Anteil Patienten mit RR diast > 95 mmHg	43 %			
Anteil Patienten mit RR syst > 140 mmHg	69 %			
Prävalenz des Rauchens unter Diabetikern		[c]18 %		42 %
mittlerer BMI [kg/m²]	28	[c]29,5		24,6
Prävalenz von Folgeerkrankungen				
Anteil Patienten mit makrovaskulärer Komplikation	43 %			
Anteil Patienten mit mikrovaskulärer Komplikation	19 %	[a]38 % ([b]58 %)		
Anteil Patienten mit Retinopathie	11 %	[c]13 %	19 %	48 %
Anteil Patienten mit Mikroalbuminurie		[a]13 % ([b]20 %)	22 %	21 %
Anteil Patienten mit Nephropathie	6 %			
Anteil Patienten mit manifester diabetischer Nephropathie				12 %
Anteil Patienten mit Neuropathie oder diabetischem Fuß	23 %			
Anteil Patienten mit Fußkomplikation: Ulzera, Amputation		[a]1,8 %	4,1 %	5,0 %

[1] Liebl: CODE-2, Typ-2-Dm, 1998
[2] Altenhofen: Typ-2-Dm, Diabetesstrukturvertrag Nordrhein, 2001
[3] Grüßer: Typ-1/Typ-2-Dm, Modellprojekt Volkswagen BKK, 1998
[4] Berger: Typ-1-Dm in Hausarztpraxen, KV Nordrhein, 1996
[a] Hausarztpraxis
[b] Schwerpunktpraxis
[c] Gesamtpopulation

5.1 Ergebnisse der Versorgung von Typ-2-Patienten

Ein wesentliches Qualitätsmerkmal der Diabetes-Versorgung ist die **Vollständigkeit, mit der die Krankheit als solche erkannt wird.** Im Zusammenhang mit dieser Frage hat die KORA-Studie im Raum Augsburg gezeigt, dass bei etwa 8 % der 55- bis 74-Jährigen eine bislang unentdeckte diabetische Stoffwechsellage besteht [Rathmann 2003]. Die Analyse einer Stichprobe von AOK-Versicherten in Hessen ergab für den Zeitraum zwischen 1998 und 2001 eine Zunahme der Diabetespatienten um 15 % [Hauner 2003]. Da in diesem Zeitraum gleichzeitig die Versorgung von Diabetikern durch die so genannten Diabetes-Verträge (siehe Kap. 3.3.2) unzweifelhaft intensiviert wurde, könnte diese Zunahme ein Zeichen für die Verbesserung bei der Identifizierung bisher unbekannter Fälle sein. Allerdings kann bezüglich der Studie von Hauner nicht entschieden werden, ob nur die Aufdeckung bisher unerkannter Diabetiker verbessert wurde, oder ob auch die Inzidenz des Diabetes in diesem Zeitraum zugenommen hat.

Zu den wesentlichen Risikofaktoren bei Typ-2-Diabetes zählen Übergewicht, körperliche Inaktivität und Rauchen. Zwar konnte in zahlreichen Interventionsstudien gezeigt werden, dass durch eine Umstellung der Ernährung und vermehrte körperliche Aktivität das Gewicht gesenkt und die Insulinsensitivität positiv beeinflusst werden kann [Wirth 2004, Lindström 2003]. Doch die **Behandlung von Übergewicht und Adipositas** in der Praxis scheint weder gut erforscht, noch besonders erfolgreich zu sein. In einer Erhebung in 12 Hausarztpraxen zweier Qualitätszirkel betrug der mittlere BMI der Patienten mit Typ-2-Diabetes 29,4 kg/m^2, wobei 38% der Patienten angaben, wöchentlich weniger als eine Stunde durch körperliche Aktivität ins Schwitzen zu geraten [Rothenbacher 2002]. Ein ähnliches Bild vermittelt eine aktuelle Untersuchung in knapp 2.000 Primärarztpraxen. Von den dort behandelten Typ-2-Diabetikern waren knapp 44% übergewichtig und zusätzlich knapp 37% adipös. Dennoch wurde das Gewichtsproblem von vielen Ärzten nicht erkannt und auch nur ineffizient bekämpft. Zudem mangelte es bei den Betroffenen an Akzeptanz für die vorgeschlagenen Maßnahmen zur Gewichtsreduktion [Bramlage 2004].

Rauchen ist ein wichtiger zusätzlicher Risikofaktor für die Entwicklung vieler diabetesbedingter Folge- und Begleiterkrankungen. Dennoch sind Menschen mit Diabetes mellitus nicht seltener tabakabhängig als die Normalbevölkerung, in der etwa 28% der über 15-Jährigen rauchen [Hertz 2003]. Zwar erwiesen sich strukturierte Raucherentwöhnungsprogramme bei Diabetikern in der Vergangenheit als wenig erfolgreich [Holl 1998]. Dennoch belegen Daten einer ostdeutschen Studie, dass die Senkung des Anteils der Raucher unter nichtinsulinbehandelten Typ-2-Diabetikern (1989/90: 32%; 1994/95: 24%) durch strukturierte Behandlungs- und Schulungsprogramme gelingen kann [Schiel 1997].

Die **Stoffwechseleinstellung** von Patienten mit Typ-2-Diabetes kann in Deutschland als relativ gut bewertet werden. Der mittlere HbA1 c-Wert liegt bei etwa 7,5%, wobei etwa 55% der Patienten niedrigere Werte aufweisen. Den empfohlenen HbA1 c-Wert von unter 6,5%, der ein relativ niedriges Risiko für Folgeerkrankungen bedingt, erreichen aber nur 26% [Liebl 2002b]. Dass ein strukturiertes Betreuungsmodell mit einer vernetzten Versorgung die Stoffwechsellage verbessern kann, zeigt zum Beispiel das sächsische Diabetesmodell. Hier verminderte sich die Zahl der schlecht eingestellten Patienten (HbA1 c > 7,5%) innerhalb von 2 Jahren um mehr als die Hälfte und es wurde ein mittlerer HbA1 c-Wert von 6,8% erreicht [Schulze 2003].

Hypertonie und Diabetes sind Risikofaktoren für kardiovaskuläre Komplikationen, deren Zusammentreffen das Risiko potenziert [Standl 2000]. In der CODE-2-Studie betrug der mittlere Blutdruck von Patienten mit Typ-2-Diabetes 147/84 mmHg, wobei sich 69% (systolisch) bzw. 43% (diastolisch) in einem hohen Risikobereich befanden (RR > 140/85 mmHg) [Liebl 2002b]. Ähnlich wie beim HbA1 c-Wert weisen die Daten des sächsischen Diabetesmodells [Schulze 2003] auf Verbesserungen bei der Blutdruckeinstellung hin. So konnte in Sachsen der Anteil der Diabetiker mit einem RR > 140/90 mmHg innerhalb von 2 Jahren um fast die Hälfte gesenkt und ein mittlerer Blutdruck von 141/81 mmHg erreicht werden.

Die **Therapie von Fettstoffwechselstörungen** bei Diabetikern ist in Deutschland noch unbefriedigend. In der CODE-2-Studie wies nahezu die Hälfte der untersuchten Diabetiker in Deutschland bezüglich der Gesamtcholesterinwerte ein hohes Risiko für Herz-Kreislauf-Erkrankungen auf, bei rund 40% wurden überhöhte Triglyzeride und bei rund 30% überhöhte LDL-Cholesterinwerte beobachtet [Liebl 2002b]. Hohe Blutfettwerte stellen neben dem Diabetes ein zusätzliches Risiko für Herz-Kreislauf-Erkrankungen dar. Interventionsstudien haben gezeigt, dass eine lipidsenkende Therapie mit Statinen bei Diabetikern die Zahl kardiovaskulärer Ereignisse und die Mortalität senken kann [Standl 2003]. Neben einer zu geringen Kontrolldichte dieser Parameter (siehe Kap. 4.6) bemängeln die Autoren der CODE-2-Studie die unzureichende Behandlung der Fettstoffwechselstörungen bei Diabetikern. Demnach erhielten nur knapp ein Viertel der Patienten mit überhöhtem Gesamtcholesterin und weniger als ein Drittel der Patienten mit überhöhten LDL- und Triglyzeridwerten eine Behandlung mit Blutfettsenkern [Liebl 2002b].

Diabetes mellitus gehört im Krankenhaus zu den häufigsten Diagnosen. Von 1994 bis heute liegt die Zahl der **stationär behandelten Diabetesfälle** relativ konstant bei rund 200.000 pro Jahr. Für den Typ-2-Diabetes, bzw. den „nicht primär insulinabhängigen Diabetes mellitus", ist in den Jahren von 2000 bis 2002 ein Anstieg der Diagnosen von rund 102.000 auf 127.000 festzustellen, wozu aber auch die Neuklassifizierung des Diabetes nach ICD-10 beigetragen haben könnte [Krankenhausstatistik 2005]. Regional konnte durch Diabetes-Vereinbarungen im ambulanten Bereich die Krankenhaushäufigkeit bei Diabetes reduziert werden [Robra 1999].

Die **Lebensqualität** von Patienten mit Typ-2-Diabetes ist in Deutschland nur auf regionaler Ebene oder in ausgewählten Populationen näher untersucht worden. Bei insulinbehandelten Diabetikern scheint die Lebensqualität aber vergleichbar mit der von Gesunden [Schiel 1999].

5.2 Ergebnisse der Versorgung von Typ-1-Patienten

Schätzungen zufolge erkranken jährlich etwa 15.000 Personen neu an Typ-1-Diabetes, etwa 3.000 davon im Alter unter 20 Jahren [Giani 2004, GBE 1998]. Regionale Untersuchungen bei den unter 15-jährigen Kindern und Jugendlichen weisen seit Beginn der 90er Jahre auf einen **Anstieg der Inzidenz um jährlich 3 bis 3,6%** hin. Genauere Statistiken zur Prävalenz und Inzidenz des Typ-1-Diabetes in der Gesamtbevölkerung fehlen jedoch.

Auch über die Ergebnisqualität der Versorgung des Typ-1-Diabetes in Deutschland liegen nur regionale Auswertungen vor, die in Bezug auf den HbA1 c-Wert aber ein relativ günstiges Bild ergeben. So wurde bei einer Untersuchung an 684 repräsentativ ausgewählten Patienten im Ärztekammerbezirk Nordrhein ein akzeptabler mittlerer **HbA1 c-Wert** von 8,0% gefunden, wobei die Ergebnisse aber einen deutlichen Sozialgradienten zuungunsten der niedrigeren Sozialklassen aufwiesen (7,6 bis 8,4%) [Berger 1998]. In einer prospektiven Untersuchung zur Versorgungsqualität im Raum Jena zwischen 1989/90 und 1999/2000 konnte nach einer Verschlechterung des mittleren HbA1 c-Werts 5 Jahre nach der Wende nun eine deutliche Verbesserung festgestellt werden [Schiel 2004]. Diese Trendumkehr wird mit den Mitte der 90er Jahre eingeführten strukturierten Behandlungs- und Schulungsprogrammen, der intensivierten Insulinbehandlung und der weiten Verbreitung der Blutzucker-Selbstkontrollen erklärt.

Fälle von **diabetischer Ketoazidose** traten im Bereich Nordrhein fast nie auf und auch **schwere Hypoglykämien** waren selten (0,21 Fälle pro Patient und Jahr) [Berger 1998].

Arterieller Bluthochdruck ist bei Typ-1-Diabetes zwar nicht so stark verbreitet wie beim Typ 2, betrifft aber nach der Erhebung in Nordrhein etwa einen von 5 Patienten. Mehr als die Hälfte der Hypertoniker mit Typ-1-Diabetes wies dabei einen erfolglos behandelten Blutdruck von > 160/95 mmHg auf.

Auch der Anteil der **Raucher** war mit 42% in der Untersuchung im Bezirk Nordrhein bemerkenswert hoch [Berger 1998].

Die Zahl der **Krankenhausaufenthalte** von Diabetespatienten wird erst seit dem Jahr 2000 über den ICD10-Code differenziert erfasst. Demnach sank die Zahl der Fälle mit „primär insulinabhängigem Diabetes mellitus" (Typ-1-Diabetes) von etwa 44.000 im Jahr 2000 auf knapp 35.000 im Jahr 2002, wobei dieser Trend wegen einer etwa gleich hohen Zahl mit „nicht näher bezeichnetem Diabetes mellitus" als unsicher angesehen werden muss [Krankenhausstatistik 2005].

5.3 Folgeschäden

Über Inzidenz- und Prävalenzraten von Komplikationen bei Diabetikern liegen aus Deutschland Daten vorwiegend für den Typ 2 oder allgemein für Diabetes mellitus vor (Tab. 5.**1**). Im Folgenden werden, falls nicht anders angegeben, die Ergebnisse aus der CODE-2-Studie für den Typ-2-Diabetes vorgestellt [Liebl 2002a].

Allgemeine **makrovaskuläre Komplikationen** stellen mit einem Anteil von 43% bei Typ-2-Diabetikern die häufigsten Folgeerkrankungen bei Diabetes dar. **Mikrovaskuläre Komplikationen** treten nach der CODE-2-Studie bei etwa 19% der Typ-2-Diabetiker auf. Eine weitaus höhere Prävalenz von mikrovaskulären Komplikationen wurde jedoch von Altenhofen bei der Analyse des Diabetes-Strukturvertrages im Bereich Nordrhein gefunden. Sie beläuft sich je nach Praxis auf knapp 38% beim Hausarzt und knapp 58% in der Schwerpunktpraxis [Altenhofen 2002].

Die häufigste schwere Komplikation bei Diabetikern ist der *Herzinfarkt*, dessen Prävalenzrate bei Menschen mit Typ-2-Diabetes etwa 10% beträgt. Pro Jahr erleiden zudem knapp 8 von 1000 Menschen mit Typ-2-Diabetes einen neuen Myokardinfarkt. Knapp 7% der Typ-2-Diabetiker haben einen *Schlaganfall* erlitten, wobei die Neuerkrankungsrate pro Jahr 1,3% beträgt.

Der Anteil der Menschen mit Typ-2-Diabetes, die von einer **Amputation** betroffen waren, beträgt etwa 2,3%, und jedes Jahr werden bei 8 von

1.000 Typ-2-Diabetikern neue Amputationen vorgenommen. Ähnliche Prävalenzen für **diabetesbedingte Fußkomplikationen** (Ulzera oder Amputation) wurden auch aus dem Strukturvertrag in Nordrhein (1,8%) und einem Modellprojekt in Wolfsburg (4,1%) berichtet [Altenhofen 2002, Grüßer 2000].

Der Anteil der Typ-2-Diabetiker mit einer nachgewiesenen **Retinopathie** beträgt unterschiedlichen Quellen in Deutschland zufolge 11 bis 19% [Liebl 2002a, Altenhofen 2002, Grüßer 2000]. Eine **Erblindung** (Sehschärfe ≤ 1/50) wurde bei 1,3% der Menschen mit Typ-2-Diabetes festgestellt, 1 bis 2 von 1.000 Diabetikern erblinden jedes Jahr neu. Bei Patienten mit Typ-1-Diabetes mittleren Alters lag die Prävalenz von Blindheit sogar bei 5% [Mühlhauser 1998].

Der Anteil aller Typ-2-Diabetiker mit **dialysepflichtiger Niereninsuffizienz** beträgt etwa 0,6%, die Neuerkrankungsrate liegt bei 0,24%.

5.4 Erste Ergebnisse aus den Disease-Management-Programmen für Typ-2-Diabetiker

Ein erster Zwischenbericht über die Qualität der Versorgung in einem DMP Diabetes mellitus Typ 2 wurde für den KV-Bezirk Nordrhein im Februar 2005 veröffentlicht [Nordrheinische Gemeinsame Einrichtung 2004]. Die Aussagekraft der darin beschriebenen Ergebnisse ist jedoch begrenzt, da die Daten nach nur einem Jahr Programmlaufzeit erhoben wurden und viele Diabetiker erst seit einem halben Jahr eingeschrieben waren. Wegen der aktuellen Bedeutung der Disease-Management-Programme sollen die wesentlichen Aussagen des Berichts im Folgenden kurz zusammengefasst werden.

Das mittlere Alter der teilnehmenden Patienten im DMP Diabetes mellitus Typ 2 im KV-Bereich Nordrhein betrug knapp 67 Jahre. Etwas mehr als die Hälfte der Diabetiker litt unter einer Begleit- oder Folgeerkrankung, drei Viertel davon an Bluthochdruck, gefolgt von Neuropathie (11%) und Herzinfarkt (9%).

- Der Anteil der Patienten mit einem anfangs relativ hohen *HbA1c-Wert* (über 8,5%) reduzierte sich in der Beobachtungszeit nur leicht von 8,5% auf 7,9%.
- In vergleichbar geringem Umfang sank der Anteil der Diabetiker mit *Bluthochdruck* von 52,7% zum Zeitpunkt der Erstdokumentation auf 48,6% bei der letzten Folgedokumentation.
- In der gleichen Zeit halbierte sich aber der Anteil der Diabetiker mit *diabetestypischen Symptomen.*
- Eine *Diabetesschulung* hatten etwa drei Viertel aller eingeschriebenen Diabetiker absolviert, wobei aber mehr als die Hälfte bereits vor Beginn des DMP geschult worden waren.

Im Gegensatz zu diesen leicht positiven Ergebnissen schätzt der Qualitätsbericht die Kooperation zwischen den beteiligten Ärzten und Einrichtungen als verbesserungswürdig ein. So seien Überweisungen von Diabetikern mit auffälligem Fußbefund an Fußambulanzen oder eine regelmäßige Kontrolluntersuchung durch Augenärzte noch zu selten dokumentiert worden.

5.5 Zusammenfassung

Die Ergebnisse der Diabetes-Versorgung in Deutschland zeigen in Teilbereichen, v.a. bei der Stoffwechsel- und Blutdruckeinstellung, einen positiven Trend. Hierzu haben in erster Linie die vermehrte Inanspruchnahme von Schulungen und die Blutzucker-Selbstmessung beigetragen, aber auch Strukturen einer vernetzten und leitliniengerechten Versorgung. Defizite bestehen derzeit vor allem in der effektiven Behandlung von Risikofaktoren wie Übergewicht, körperliche Inaktivität und Rauchen, in der adäquaten Versorgung mit Statinen und in der Bekämpfung von Folgekomplikationen, v.a. von Fußamputationen.

Allerdings beschreiben die vorliegenden Studien in der Regel nur die Häufigkeit der Komplikationen in der jeweils untersuchten Population. Valide Studiendesigns mit Vergleichsgruppen existieren in der Diabetologie bislang nicht. Aus diesem Grund lässt sich zurzeit auch noch keine gesicherte Aussage treffen, wie effektiv bestimmte Versorgungsmodelle bezüglich der Vermeidung von Spätschäden sind.

Literatur

Altenhofen L, Haß W, Oliveira J, Brenner G. Modernes Diabetesmanagement in der ambulanten Versorgung: Ergebnisse der wissenschaftlichen Begleitung der Diabetesvereinbarungen in der KV Nordrhein. Wissenschaftliche Reihe Bd. 57. Köln: Dt. Ärzte-Verlag; 2002.

Berger M, Mühlhauser I, Jörgens V. Versorgungsqualität bei Typ-1-Diabetes-mellitus. Eine Bevölkerungsanalyse im Ärztekammerbereich Nordrhein. Dt Ärztebl. 1998; 95:A-2770–2774.

Bramlage P, Wittchen HU, Pittrow D, Kirch W, Krause P, Lehnert H, Unger T, Hofler M, Kupper B, Dahm S, Bohler S, Sharma AM. Recognition and management of overweight and obesity in primary care in Germany. Int J Obes Relat Metab Disord. 2004 Oct; 28(10): 1299 – 308.

GBE – Gesundheitsbericht für Deutschland. Diabetes mellitus (Teil 2). In: Statistisches Bundesamt, Hrsg. Gesundheitsbericht für Deutschland. Stuttgart: Metzler-Poeschel; 1998.

Giani G, Janka HU, Hauner H, Standl E, Schiel R, Neu A, Rathmann W, Rosenbauer J. Epidemiologie und Verlauf des Diabetes mellitus in Deutschland. In: Scherbaum WA, Kiess W, Hrsg. Leitlinie der DDG. 2004.

Grüßer M, Hoffstadt K, Jörgens V. Vorsorgeuntersuchung zur Früherkennung der Folgeschäden bei Diabetes mellitus: Modellprojekt in Wolfsburg. Z ärztl Fortbild Qual.sich. (ZaeFQ) 2000; 94 : 411 – 416.

Hauner H, Koster I, von Ferber L. Ambulante Versorgung von Patienten mit Diabetes mellitus im Jahr 2001. Analyse einer Versichertenstichprobe der AOK Hessen/KV Hessen. Dtsch Med Wochenschr. 2003; 128 : 2638 – 2643.

Herpertz S, Petrak F, Albus C, Hirsch A, Kruse J, Kulzer B. Psychosoziales und Diabetes mellitus. In: Deutsche Diabetes-Gesellschaft (DDG) und Deutsches Kollegium Psychosomatische Medizin (DKPM), Hrsg. Evidenzbasierte Diabetes-Leitlinie DDG. Diabetes und Stoffwechsel. 2003; 12(Suppl. 2).

Holl RW, Grabert MW, Heinze E, Debatin KM. Objective Assessment of Smoking Habits by Urinary Cotinine Measurement in Adolescents and Young Adults With Type 1 Diabetes. Diabetes Care. 1998, 21 : 787 – 791.

Krankenhausstatistik in Destatis: Datenbank des Statistischen Bundesamts Deutschland. http://www.destatis.de (download 08.04.2005).

Liebl A, Neiss A, Spannheimer A, Reitberger U, Wieseler B, Stammer H, Goertz A. Complications, co-morbidity, and blood glucose control in type 2 diabetes mellitus patients in Germany – results from the CODE-2 study. Exp Clin Endocrinol Diabetes. 2002 a; 110 : 10 – 16.

Liebl A, Spannheimer A, Reitberger U, Wagenpfeil S, Görtz A. Aktuelles Diabetes-Management für Patienten mit Typ-2-Diabetes in Deutschland. Ergebnisse der CODE-2-Studie. Diabetes und Stoffwechsel. 2002 b; 11 : 55 – 61.

Lindström J, Louheranta A, Mannelin M et al. Finnish Diabetes Prevention Study Group: Lifestyle intervention and 3-year results on diet and physical activity. Diabetes Care. 2003; 26 : 3230 – 3236.

Mühlhauser I, Overmann H, Bender R, Bott U, Jörgens V, Trautner C, Siegrist J, Berger M. Social status and the quality of care for adult people with Type 1 diabetes – a population-based study. Diabetologia. 1998; 41 : 1139 – 1150.

Nordrheinische Gemeinsame Einrichtung Disease-Management-Programme GbR (Hrsg). Qualitätsbericht 2004. Disease-Management-Programme in Nordrhein. Stand Dezember 2004. http://www.kvno.de/importiert/qualbe_dmp04.pdf (download 08.04.2005).

Rathmann W, Haastert B, Icks A, et al. High prevalence of undiagnosed diabetes mellitus in Southern Germany: Target populations for efficient screening. The KORA survey 2000. Diabetologia. 2003; 46: 182 – 189

Robra BP, Swart E, Schlichthaar H, Lehnert H. Reduktion der Krankenhaushäufigkeit des Diabetes mellitus nach Diabetes-Vereinbarung im ambulanten Sektor – kleinräumige Evaluation anhand regionaler Krankenhausdaten. Diabetes und Stoffwechsel. 1999; 8 : 107 – 112.

Rothenbacher D, Ruter G, Saam S, Brenner H. Versorgung von Patienten mit Typ-2-Diabetes. Dtsch. Med. Wochenschr. 2002; 127 : 1183 – 7.

Schiel R, Muller UA, Sprott H, Schmelzer A, Mertes B, Hunger-Dathe W, et al. The JEVIN trial: a population-based survey on the quality of diabetes care in Germany: 1994/1995 compared to 1989/1990. Diabetologia. 1997; 40 : 1350 – 1357.

Schiel R, Hoffmann A, Muller UA. Behandlungsqualität bei Patienten mit Diabetes mellitus in einem ländlichen Gebiet Deutschlands. Ergebnisse einer Populationsuntersuchung. Die ZEUVIN-Studie. Med. Klin. (Munich) 1999: 94 : 127 – 32.

Schiel R, Franke S, Appel T, et al. Improvement of the quality of diabetes control and decrease in the concentrations of AGE-products in patients with type 1 and insulin-treated type 2 diabetes mellitus: results from a 10 year-prospective, population-based survey on the quality of diabetes care in Germany (JEVIN). Eur J Med Res. 2004; 9 : 391 – 399.

Schulze J, Rothe U, Muller G, Kunath H. Verbesserung der Versorgung von Diabetikern durch das sächsische Betreuungsmodell. Dtsch. Med. Wochenschr. 2003; 128 : 1161 – 1166.

Standl E, Fuchs Ch, Parandeh-Shab F, et al. Management der Hypertonie beim Patienten mit Diabetes mellitus. In: Scherbaum WA, Lauterbach KW, Renner R, Hrsg. Evidenzbasierte Diabetes-Leitlinien DDG. 1. Aufl. Deutsche Diabetes-Gesellschaft; 2000.

Standl E, Eckert S, Fuchs C, et al. Diabetes mellitus und Herz. In : Scherbaum WA, Lauterbach KW, Renner R, Hrsg. Evidenzbasierte Diabetes-Leitlinien DDG. 1. Aufl. Deutsche Diabetes-Gesellschaft; 2003.

Wirth A. Lebensstiländerung zur Prävention und Therapie von arteriosklerotischen Krankheiten. Deutsches Ärzteblatt. 2004; 101:A1745-A1752.

6 Kosten und Wirtschaftlichkeit

- Die Kosten, die in Deutschland direkt der Diagnose Diabetes zuzuordnen sind, belaufen sich auf mindestens 5 Mrd. Euro jährlich (2002). Darin enthalten sind die Ausgaben für Behandlung, Pflege und Rehabilitation durch die Gesetzliche und Private Krankenversicherung, die Pflege- und Rentenversicherung sowie durch private Haushalte. Hierbei handelt es sich noch um eine *Unterschätzung*, da keine Kosten für die Behandlung der Folgekrankheiten des Diabetes enthalten sind.
- Die Kosten für die Behandlung eines Typ-2-Diabetikers inklusive aller Folge- und Begleiterkrankungen wurden 2001 im Jahresdurchschnitt auf rund 5.000 Euro geschätzt. Auch diese Zahl umfasst die Ausgaben für Behandlung, Pflege, Rehabilitation und vorzeitige Berentung. Hierbei handelt es sich aber um eine *Überschätzung*, da auch Kosten für die Behandlung von Begleiterkrankungen enthalten sind.
- Die Kosten des Typ-2-Diabetes in der GKV verteilen sich zu 50 % auf die stationäre Behandlung, 27 % entfallen auf Medikamente, 13 % auf die ambulante Behandlung und 10 % auf sonstige Leistungen.
- Komplikationen beim Diabetiker führen zu wesentlichen Zusatzkosten. Zu den teuersten Komplikationen gehören der diabetische Fuß und die dialysepflichtige Niereninsuffizienz.

Über die Kosten der Diabetes-Versorgung in Deutschland sind in den letzten 10 Jahren eine Reihe von Untersuchungen veröffentlicht worden, die erstmals einen genaueren Einblick in die finanziellen und wirtschaftlichen Belastungen durch diese chronische Krankheit erlauben. Eine Beurteilung der Kosteneffektivität und Wirtschaftlichkeit der einzelnen Versorgungsprozesse und -formen wird durch die weiterhin lückenhafte Datenlage aber noch erschwert.

6.1 Kosten der Versorgung

6.1.1 Gesamtkosten der Diabetes-Versorgung

Die direkten Krankheitskosten der Diabetes-Versorgung wurden im Jahr 2002 auf etwa 5,12 Mrd. Euro geschätzt, noch 1994 betrugen sie nur 3,12 Mrd. Euro. Gemessen am Zuwachs der gesamten Krankheitskosten im gleichen Zeitraum von 27 %, war der Anstieg der direkten Diabeteskosten mit 64 % innerhalb von 8 Jahren deutlich überproportional (Tab. 6.**1** u. Destatis 2004, GBE 1998).

Anzumerken ist, dass die Ermittlung der Diabeteskosten beim **Statistischen Bundesamt** durch Aufaddierung der Kosten erfolgt, die bei ambulanter Behandlung, bei Krankenhausfällen, Medikamenten, Rehabilitationsleistungen, Pflegefällen etc. direkt mit der Diagnose Diabetes verbunden sind. Bei dieser Berechnungsweise *fehlen deshalb wesentliche weitere Kosten*, die durch die Behandlung von zum Teil schweren Begleit- oder Folgekrankheiten entstehen (z. B. Hypertonie, Herzinsuffizienz, Schlaganfall, Niereninsuffizienz). Die Kosten für diese Krankheiten sind in Tab. 6.**1** aufgeführt. Allerdings sind die dort angegebenen Kosten nur zum Teil dem Diabetes und teils anderen Grunderkrankungen zuzurechnen.

Eine wesentlich höhere Summe, rund 16 Mrd. Euro, ermittelte die 1998 in 8 europäischen Ländern durchgeführte **CODE-2-Studie** allein für die von Personen mit Typ-2-Diabetes verursachten Krankheitskosten. Im Gegensatz zum Statistischen Bundesamt berücksichtigen Liebl und Mitarbeiter noch die Kosten für die Frühberentung, ansonsten sind die beiden Quellen prinzipiell vergleichbar. Allerdings gehen in die Berechnungen der CODE-2-Studie nicht nur die rein diabetesbedingten, sondern *sämtliche von Typ-2-Diabetikern verursachte Krankheitskosten* ein, also z. B. auch Kosten für grippale Infekte oder Knochenbrüche [Liebl 2001].

Abb. 6.**1** zeigt die unterschiedlichen Ergebnisse der beiden Methoden. Da es sich bei dem vom Statistischen Bundesamt errechneten Wert um eine *Unterschätzung*, bei dem in der CODE-2-Studie

Tabelle 6.1 Direkte, diagnosebezogene Krankheitskosten für Diabetes mellitus in Deutschland im Vergleich zu Krankheitskosten für Krankheiten des Kreislaufsystems (aus: Destatis 2004, GBE 1998)

Indikation (ICD-9- bzw. -10-Code)	**1994 in Mrd. Euro (Anteil an Gesamtkosten)**	**2002 in Mrd. Euro (Anteil an Gesamtkosten)**	**Veränderung von 1994 zu 2002**
alle Diagnosen	*176,2 (100 %)*	*223,6 (100 %)*	*+27 %*
Diabetes mellitus (250 bzw. E10 – E14)	3,12 (1,8 %)	5,12 (2,3 %)	+64 %
Hypertonie (I10 – I15)	nicht separat ausgewiesen	8,13 (3,6 %)	–
Herzinsuffizienz (I50)	nicht separat ausgewiesen	2,74 (1,2 %)	–
zerebrovaskuläre Krankheiten (430 – 438 bzw. I60 – I69)	6,09 (3,5 %)	7,81 (3,5 %)	28 %
Niereninsuffizienz (N17 – N19)	nicht separat ausgewiesen	0,89 (0,4 %)	–

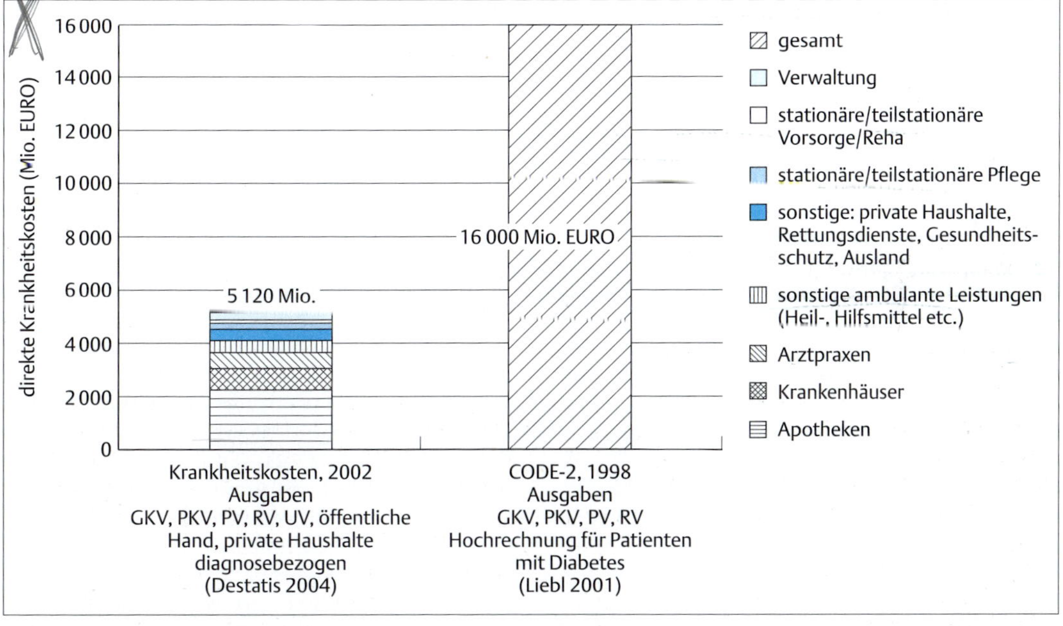

Abb. 6.1 Vergleich der direkten, jährlichen Diabeteskosten in Deutschland: für die Diagnose Diabetes (Krankheitskosten, Destatis 2004) und für Patienten mit Diabetes (CODE 2, Liebl 2001).

um eine *Überschätzung* handelt, sind die tatsächlichen direkten Krankheitskosten, die durch Diabetes mellitus und seine Folgeerkrankungen verursacht werden, zwischen diesen beiden Werten zu vermuten.

Die jüngst veröffentlichte KODIM-Studie [Köster 2006] liefert für das Jahr 2001 auf Deutschland hochgerechnete Kostenzahlen basierend auf einer Versichertenstichprobe der AOK Hessen/KV

Hessen: Für die Versorgung des Diabetes und seiner Folgeerkrankungen werden sogenannte Diabetes-abhängige Kosten von 14,6 Milliarden Euro pro Jahr geschätzt. Die Zahl umfasst sowohl die Ausgaben der Kranken- als auch der Pflegeversicherung. Die Diabetes-abhängigen Kosten pro GKV-Versichertem betragen 2.507 Euro, die Kosten für die gesamte Versorgung eines Versicherten mit Diabetes 5.262 Euro pro Jahr. Im Vergleich dazu hatte die CODE-2-Studie für das Jahr 1998 Diabetes-abhängige Kosten pro GKV-Versichertem von 1.459 Euro und Gesamtkosten pro Versichertem mit Diabetes von 2.832 Euro pro Jahr ermittelt.

6.1.2 Diabeteskosten nach Sektoren

Die folgende Aufschlüsselung der Kosten nach Sektoren und Prozessen bezieht sich auf die durchschnittlichen Kosten für die gesamte Versorgung eines diabeteserkrankten GKV-Versicherten pro Jahr, wie sie die CODE-2-Studie für das Jahr 1998 berichtet. Die bisher veröffentlichten Ergebnisse der KODIM-Studie lassen erwarten, dass die Kostenbeträge aktuell deutlich höher liegen (Tab. 6.2).

Etwa die Hälfte der Gesamtkosten für einen Versicherten mit Typ-2-Diabetes entstehen der GKV im Krankenhaus (1.416 Euro). Mehr als jeder 5. Versicherte mit Typ-2-Diabetes (22 %) lag 1998 im Durchschnitt 1,2-mal für 15 Tage in einer stationären Einrichtung.

Die **ambulante Behandlung** in Primär- und Facharztpraxen verursachte dagegen nur etwa 13 % (368 Euro) der GKV-Gesamtkosten, wobei jeder Typ-2-Diabetiker im Jahr im Durchschnitt 21-mal einen Primärarzt und dreimal einen Überweisungsarzt aufsuchte [Liebl 2001]. Bei einer aktuellen Erhebung in diabetologischen Schwerpunktpraxen lag der durchschnittliche Kostensatz für Patienten mit Typ-2-Diabetes mit 494 Euro um etwa 25 % über dem in der CODE-2-Studie ermittelten Wert [Bierwirth 2003, Lippmann-Grob 2004]. Hierbei ist anzumerken, dass sich auch in der CODE-2-Studie ein Viertel der Praxen als Diabetes-Schwerpunktpraxen bezeichnete.

Kosten für Arzneimittel machten bei Versicherten mit Typ-2-Diabetes 1998 rund 27 % (765 Euro pro Patient) der GKV-Gesamtausgaben aus. Allerdings waren nur 39 % (299 Euro) der medikamentösen Ausgaben rein diabetesbedingt, entfielen also auf OAD, Insulin und Teststreifen [Liebl 2003]. Zum Vergleich: bei einer repräsentativen Stichprobe von AOK-Versicherten im Jahr 1990 waren die Kosten für Antidiabetika und Teststreifen (148 Euro) noch um etwa die Hälfte geringer [von Ferber 1997].

Tabelle 6.2 Diabeteskosten nach Sektoren in der GKV (nach: CODE-2 [Liebl 2001, Liebl 2003])

Sektoren	Durchschnittliche Kosten pro Jahr und Patient (Euro)	Anteil an den Gesamtkosten
Krankenhaus	1.416	50%
Medikamente, davon:	765	27%
kardiovaskuläre	*194*	25%*
Insulin u. Nadeln	*136*	18%*
Teststreifen	*93*	12%*
orale Antidiabetika (OAD)	*70*	9%*
Lipidsenker	*49*	6%*
sonstige	*223*	30%*
ambulante Behandlung	368	13%
Arbeitsunfähigkeit	198	7%
Rehabilitation	57	2%
Medizinische Heilberufe	ca. 28	1%
Gesamtkosten	**2.832**	**100%**

* bezogen auf Kosten für Medikamente

Bei 3 % der GKV-Versicherten mit Typ-2-Diabetes erfolgten **Rehabilitations-Maßnahmen** – im Durchschnitt für 24 Tage –, die etwa 2 % (57 Euro) der Gesamtkosten erforderten. **Zahlungen für Arbeitsunfähigkeit** mussten für 9 % der Versicherten für durchschnittlich 70 Tage geleistet werden, womit immerhin 7 % der Gesamtkosten (198 Euro) verbunden waren [Liebl 2001].

6.1.3 Diabeteskosten nach Prozessen

Über die Kosten der einzelnen Prozesse der Diabetes-Versorgung liegen eine Reihe von Untersuchungen mit unterschiedlicher Perspektive vor. So wurde im Rahmen der Augsburger KORA-Studie die **Kostenwirksamkeit verschiedener**

Screening-Verfahren für Typ-2-Diabetes verglichen. Dabei erwies sich die mit 21 Euro teuerste Methode (OGTT + HbA1 c) mit einer Erkennungsrate von 54 % auch als die wirksamste. Andere Verfahren (OGTT allein, Nüchternglukose + OGTT) waren mit direkten Kosten zwischen 5 und 11 Euro zwar billiger, aber auch weniger erkennungssicher [Icks 2004].

Bei den **rein diabetesbedingten Arzneimittelkosten** von Versicherten mit Typ-2-Diabetes lagen die Aufwendungen für Insulin (inkl. Nadeln) mit einem Gesamtanteil von 18 % (136 Euro) im Jahr 1998 knapp doppelt so hoch wie die Kosten für OAD, die 9 % (70 Euro) der medikamentösen Ausgaben ausmachten [Liebl 2003]. Für das Jahr 1990 hatte die AOK-Stichprobe den Kostenaufwand für Insulin (inkl. Nadeln) noch auf 93 Euro und den für OAD auf 42 Euro geschätzt [von Ferber 1997]. Ein Vergleich der Daten von 1990 und 1998 zeigt einen etwas stärker ausgeprägten Kostenanstieg für OAD.

Den größten Kostenblock in der Medikamentenversorgung von GKV-Versicherten mit Typ-2-Diabetes bilden jedoch **Verordnungen für Begleit- und Folgeerkrankungen.** So entfielen auf kardiovaskuläre und blutdrucksenkende Medikamente allein ein Viertel der Gesamtaufwendungen (194 Euro), auf Lipidsenker (49 Euro) und gastrointestinale Mittel (46 Euro) je 6 % und auf übrige Arzneimittel insgesamt 24 % [Liebl 2003].

Teststreifen für die Blut- oder Harnzucker-Selbstkontrolle von Diabetikern werden in der Gesetzlichen Krankenversicherung ebenfalls zu den Arzneimitteln gezählt. Sie hatten 1998 bei Versicherten mit Typ-2-Diabetes einen Anteil von 12 % (93 Euro) an den gesamten Ausgaben für Medikamente. Damit haben sich die Kosten für Teststreifen gegenüber 1990 (14 Euro), gemäß dem Trend zur häufigeren Inanspruchnahme von Selbstkontrollen, etwa um das 7-Fache erhöht [Liebl 2003, von Ferber 1997].

Die **Kosten für die ärztliche Therapiekontrolle** des Diabetes mellitus (Blutzucker, HbA1 c, Kreatinin, Lipide, Augenhintergrunduntersuchungen) lagen nach Schätzungen aus der AOK-Stichprobe 1990 bei 26 Euro, wovon allein 60 % auf Blutzuckerbestimmungen entfielen [von Ferber 1997]. Heute sind die Ausgaben für die gesamten Maßnahmen zur Prävention von Sekundärkomplikationen bei Typ-2-Diabetes allerdings weitaus höher einzuschätzen. So wurden einer aktuellen Erhebung zufolge 2000/2001 in Deutschland insgesamt 381 Euro pro Patient für die Kontrolle von HbA1 c, Lipiden, Mikroalbuminurie, des Blutdrucks und der Füße sowie für neurologische Tests und Augenhintergrunduntersuchungen sowie die Patientenschulung aufgewendet [Gandjour 2002].

Im Rahmen des Münchner *PROSIT-Projekts* („Proteinurie Screening und Intervention") untersuchten Gozzoli und Mitarbeiter, welchen klinischen Nutzen und welche Wirtschaftlichkeit ein Nephropathie-Screening und eine strukturierte Intervention zur Verbesserung der Blutzucker- und Blutdruckregulation sowie des Fettstoffwechsels und eine Ernährungsumstellung haben [Gozzoli 2000]. Dabei wurde anhand von 589 am PROSIT-Projekt teilnehmenden Diabetikern auch eine Kosten-Effektivitäts-Analyse im Vergleich zur Standardbetreuung durchgeführt. *Demnach führte die PROSIT-Intervention zu einer Verbesserung der Lebenserwartung um 0,23 Jahre bei einer Verminderung der Lebenszeitkosten um knapp 5.000 Euro (9.772 DM) pro Typ-2-Diabetiker.*

Sind **Komplikationen des Diabetes** allerdings erst eingetreten, kommt es mit der verstärkten Inanspruchnahme von Versorgungsleistungen auch zu einem deutlichen Kostenanstieg. Dabei gehören Amputationen, Fußulkus und/oder Gangrän sowie Schlaganfall zu den kostenträchtigsten Einzelkomplikationen bei Patienten mit Typ-2-Diabetes [Liebl 2002]. Für einen Diabetespatienten mit *Amputationen* wendet die GKV insgesamt 10.769 Euro pro Jahr auf, bei *Fußulkus/Gangrän* sind es 7.537 Euro und für Patienten mit *Schlaganfall* 7.147 Euro. Im Vergleich zu einem Diabetespatienten ohne Komplikationen steigen die Kosten mit Amputationen um das 6,3-Fache, mit Fußulkus/Gangrän oder Schlaganfall jeweils um das 4-Fache. Der Hauptanteil dieser Zusatzkosten liegt mit über 70 % im stationären Bereich.

Bei der Abschätzung der Kosten für andere Komplikationen besteht durch häufige Komorbiditäten die Schwierigkeit der Zuordnung der entstehenden Kosten [Liebl 2002]. Für das chronische Nierenversagen liegen jedoch Schätzungen vor, die von diabetesbedingten Zusatzgesamtkosten von mehr als 500 Mio. Euro pro Jahr in Deutschland ausgehen [GBE 1998].

6.1.4 Diabeteskosten nach Patientengruppen

Die Kosten für die Diabetesbehandlung zeigen eine starke Abhängigkeit von der betrachteten Patientengruppe. Für die Stoffwechseleinstellung und die Früherkennung von Komplikationen des

Diabetes mellitus, also für Antidiabetika, Patienten-Selbstkontrolle und ärztliche Kontrolluntersuchungen (Blutzucker, HbA1 c, Kreatinin, Lipide, Augenhintergrund), wies die AOK-Stichprobe für 1990 Kosten von 622 Euro für Insulinbehandelte, 107 Euro für OAD-Behandelte und 21 Euro für diätetisch Behandelte auf. Damit lagen die diabetesbedingten Behandlungskosten für einen insulinbehandelten Diabetiker 6- bzw. 30-mal höher als für einen mit oralen Antidiabetika bzw. Diät behandelten Patienten [von Ferber 1997].

Deutliche Kostenunterschiede lassen sich auch in Abhängigkeit vom jeweiligen Risikoprofil der Diabeteserkrankten nachweisen. So wendete die Gesetzliche Krankenversicherung 1998 für einen durchschnittlichen Versicherten mit Typ-2-Diabetes mit 2.832 Euro etwa doppelt so viel auf wie für einen Versicherten ohne Diabetes. Im Vergleich dazu betrug der finanzielle Aufwand für einen Diabetiker ohne Komplikationen aber nur das 1,3-Fache (1.723 Euro), mit mikro- oder makrovaskulären Komplikationen bereits das 2,4- bzw. 2,5-Fache und mit makro- und mikrovaskulären Komplikationen sogar das 4,1-Fache (5.642 Euro) (Abb. 6.**2** u. Liebl 2001).

Für die Versorgung des Typ-1-Diabetes liegen nur wenige umfassende Kostenvergleiche vor. In einer aktuellen Studie wurden die direkten Krankheitskosten für Kinder und Jugendliche mit Typ-1-Diabetes unter 20 Jahren für das Jahr 2000 in Deutschland auf insgesamt 66,8 Mio. Euro geschätzt. Dabei ergaben sich im Durchschnitt Kosten von 2.611 Euro pro Patient und Jahr, von denen die Blutzucker-Selbstkontrolle (37 %), Krankenhausaufenthalte (26 %), Insulin (21 %) und ambulante Betreuung (9 %) die größten Ausgabenbereiche darstellten [Icks 2004]. Damit entsprechen die Ausgaben für junge Typ-1-Diabetiker im Durchschnitt denen für Typ-2-Diabetiker. Auch mit einem Typ-1-Diabetes steigen aber mit dem Alter Versorgungsaufwand und -kosten.

6.2 Wirtschaftlichkeit

Auch wenn in der gesundheitspolitischen Diskussion der letzten Jahren oft von „wirtschaftlicher" bzw. „unwirtschaftlicher" Versorgung die Rede ist, so liegen doch nur wenig aussagekräftige Informationen darüber vor, wie wirtschaftlich die Versorgung der Patienten mit Diabetes in Deutschland allgemein oder in Teilbereichen ist.

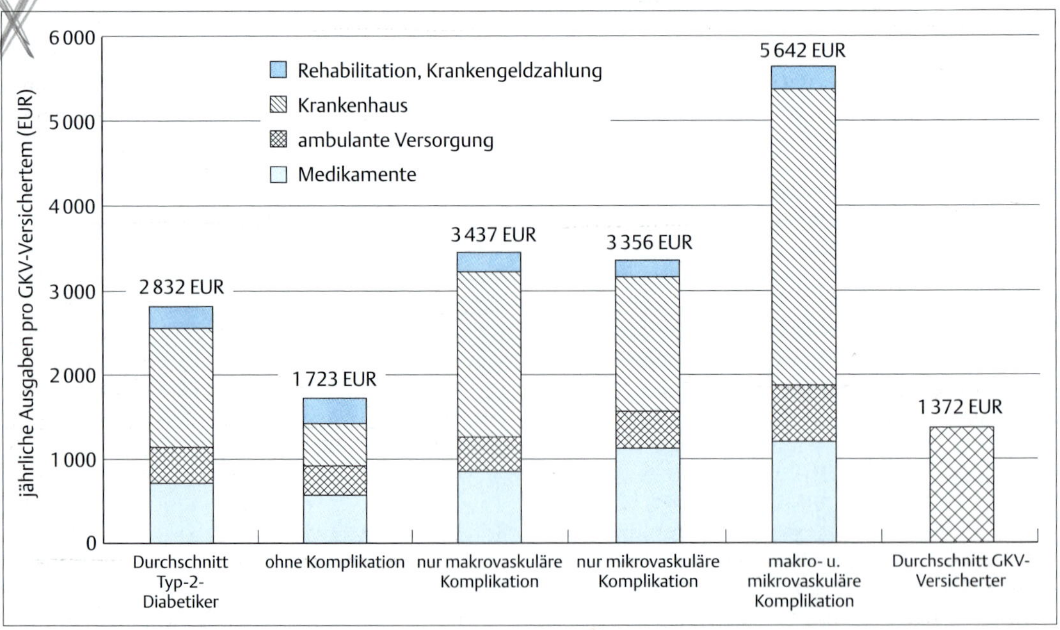

Abb. 6.**2** Durchschnittliche jährliche Ausgaben für GKV-Patienten in Abhängigkeit vom Komplikationsstatus (nach: CODE-2 [Liebl 2001]).

6.2.1 Effektivität als Voraussetzung für Wirtschaftlichkeit

Voraussetzung für die Beantwortung der Frage nach der Wirtschaftlichkeit einer Maßnahme ist zunächst die Klärung der Frage, ob und inwieweit eine bestimmte Intervention in der Diabetes-Versorgung überhaupt effektiv ist. **Nachweise für die Effektivität von Interventionen** liegen etwa für die *Schulung und die intensivierte Therapie bei Typ-1-Diabetikern* vor [DCCT 1993]. Auch die *Schulung bestimmter Gruppen von Typ-2-Diabetikern* hat sich als effektiv erwiesen [Kronsbein 1988], ebenso die *Hypertoniebehandlung bei Typ-2-Diabetikern* [UKPDS 1998]. Zur Effektivität der Blutzucker-Selbstmessung liefert die ROSSO-Studie [Martin 2006] neue Erkenntnisse.

Für andere Interventionen ist die Wirksamkeit umstritten, so etwa für das Screening auf Typ-2-Diabetes [Engelau 1995]. Wenig Evidenz gibt es auch in Bezug auf die Wirksamkeit einer Reihe von Änderungen, die an der Versorgungsstruktur ansetzen. Hierzu zählen z. B. die Einbindung von nichtärztlichem Personal in die Diabetiker-Betreuung [Loveman 2003], die integrierten Ansätze zur Behandlung des diabetischen Fußes [Trautner 2001] und die Wirksamkeit von Disease-Management-Programmen.

Alle Interventionen, die nachweislich unwirksam sind, können von vornherein als unwirtschaftlich ausgeschlossen werden.

Sind nach der Analyse der Effektivität die nachweislich wirksamen Interventionen identifiziert, so kann in einem zweiten Schritt die Überprüfung ihrer Wirtschaftlichkeit erfolgen. Dazu muss ein Vergleich mit einer ebenfalls wirksamen Alternative gezogen werden. Leider sind solche Vergleiche auf dem Gebiet der Diabetes-Versorgung in Deutschland nur selten durchgeführt worden (siehe Kap. 7.2.5).

6.2.2 Hinweise auf wirtschaftliche Versorgungsprozesse

Bei Betrachtung der zuvor beschriebenen Versorgungsprozesse, -ergebnisse und -kosten lassen sich jedoch Bereiche identifizieren, in denen der finanzielle Aufwand in einem tendenziell guten bzw. eher verbesserungswürdigen Verhältnis zur erzielten Prozess-und Ergebnisqualität steht.

So zeigt sich im **ambulanten Bereich** eine allgemein gute bis zufriedenstellende Diabeteskontrolle (z. B. HbA1 c-Werte, Schulung, Patienten-Selbstkontolle) bei moderaten Kosten. Es mangelt jedoch an Aufmerksamkeit und Intensität bei der Bekämpfung von Risikofaktoren wie Übergewicht, Bewegungsarmut und Rauchen. Diesen präventiven Maßnahmen wird allgemein eine stark Kosten dämpfende Wirkung zugeschrieben [Schwartz 1999], die sich in der Praxis allerdings schwer nachweisen lässt.

Bei der **medikamentösen Versorgung** findet sich eine relativ große Versorgungsbreite mit Antidiabetika und Herz-Kreislauf-Mitteln, wobei die erzielte Blutdruckeinstellung, trotz eines positiven Trends, noch unbefriedigend ist.

Deutlich unterentwickelt sind systematische Maßnahmen zur **Früherkennung von diabetesassoziierten Komplikationen**, deren konsequentere Durchführung nicht nur menschliches Leid verhindern könnte, sondern durch Vermeidung stationärer Kosten auch wirtschaftliche Vorteile erwarten lässt.

Mit der Einführung von **Diabetes-Schwerpunktpraxen** und der Vereinbarung von **Strukturverträgen, Modellprojekten** und **Disease-Management-Programmen** für den Diabetes stellt sich zunehmend die Frage, ob diese modernen Versorgungsformen – wie behauptet – nicht nur qualitative, sondern auch wirtschaftliche Vorteile gegenüber der Regelversorgung bieten können.

Einen ersten Beitrag zu dieser Diskussion lieferte die *TEMPO-Studie*, in der Kosten und Effektivität der Diabetesbetreuung in 7 ambulanten Schwerpunktpraxen im Jahr 2000/2001 analysiert wurden [Bierwirth 2003]. Für die direkten jährlichen Gesamtkosten der spezialisierten Betreuung von Typ-2-Diabetikern wurde in der TEMPO-Studie ein um 17 % geringerer Betrag aufgewendet als in der CODE-2-Studie für eine überwiegend hausärztliche Betreuung [Liebl 2003]. Dabei zeichneten sich die Schwerpunktpraxen einerseits durch wesentlich niedrigere veranlasste Krankenhauskosten aus, andererseits durch einen höheren Aufwand für Arznei-, Heil- und Hilfsmittel. Ein Vergleich der erzielten Ergebnisqualitäten ist wegen der fehlenden Verlaufskontrolle in der CODE-2-Studie nur schwer möglich. Im Mittel wiesen beide Populationen jedoch ähnliche HbA1 c-Werte auf, wobei in den Schwerpunktpraxen im Untersuchungszeitraum deutliche Verbesserungen verzeichnet wurden.

Hohe Erwartungen in Bezug auf mögliche Kosteneinsparungen wurden auch mit der flächendeckenden Einführung von Disease-Mangement-Programmen für den Typ-2-Diabetes verbunden.

Mit ersten belastbaren Ergebnissen dieser Programme, in dieser Hinsicht, ist aber erst in den kommenden Jahren zu rechnen.

Literatur

Bierwirth RA, Kron P, Lippmann-Grob B, et al. Die TEMPO-Studie: Kostenanalyse in der diabetologischen Schwerpunktpraxis und Definition diabetesspezifischer Risikoprofile. Diabetes und Stoffwechsel. 2003; 12:83–94.

DCCT. The Diabetes Control and Complications Trial Research Group. The Effect of Intensive Treatment of Diabetes and Progression of Long-Term Complications in Insulin-Dependent Diabetes Mellitus. The New England Journal of Medicine 1993; 329:977–986.

Destatis Krankenhausstatistik 2004: Datenbank des Statistischen Bundesamts Deutschland: http://www.destatis.de (download 08.04.2005).

Engelgau MM, Aubert RE, Thompson TJ, Herman WH. Screening for NIDDM in nonpregnant adults. A review of principles, screening tests, and recommendations. Diabetes Care. 1995; 18:1606–18.

Gandjour A, Kleinschmit F, Lauterbach KW. INTERCARE International Investigators. European comparison of costs and quality in the prevention of secondary complications in Type 2 diabetes mellitus (2000–2001). Diabet Med. 2002;19:594–601.

GBE – Gesundheitsbericht für Deutschland. Kapitel 5.20: Diabetes mellitus (Teil 2). In: Statistisches Bundesamt, Hrsg. Gesundheitsbericht für Deutschland. Stuttgart: Metzler-Poeschel; 1998. http://www.gbe-bund.de/ (download 08.04.2005).

Gozzoli V, Palmer AJ, Brandt A, et al. Erhöhter klinischer und wirtschaftlicher Nutzen durch PROSIT (Proteinurie Screening und Intervention) bei Typ 2 diabetischen Patienten. Dtsch Med Wochenschr. 2000; 125:1154–1159.

Icks A, Haastert B, Gandjour A, et al. Cost-Effectiveness Analysis of Different Screening Procedures for Type 2 Diabetes: The KORA Survey 2000. Diabetes Care2004; 27:2120–2128.

Köster I, Ferber L von, Ihle P, Schubert I, Hauner H. The Cost Burden of Diabetes Mellitus: Evidence from Germany - the CoDiM Study. Diabetologia 2006, im Druck.

Kronsbein P, Joergens V, Muehlhauser I, Scholz V, Venhaus A, Berger M. Evaluation of a structured treatment and teaching programme on non-insulin-dependent diabetes. Lancet. 1988; 17;2:1407–1411.

Liebl A, Neiss A, Spannheimer A, Reitberger U, Wagner T, Görtz A. Kosten des Typ-2-Diabetes in Deutschland. Dtsch. Med. Wochenschr. 2001; 126:585–589.

Liebl A, Spannheimer A, Reitberger U, Görtz A. Kosten für Spätkomplikationen bei Diabetes mellitus Typ 2 in Deutschland: Ergebnisse der Code-2 Studie. Med Klin 2002; 97:713–719.

Liebl A, Spannheimer A, Reitberger U, Görtz A. Arzneimitteltherapie und Medikationskosten von Patienten mit Diabetes Typ 2 in Deutschland. Diabetes und Stoffwechsel. 2003; 12:145–151.

Lippmann-Grob B, Bierwirth RA, Kron P, et al. Patient classification and analysis of risk profiles for type 2 diabetics as the main focus point in practice. Results of the TEMPO study. Dtsch Med Wochenschr. 2004; 129:75–81.

Loveman E, Royle P, Waugh N. Specialist nurses in diabetes mellitus. The Cochrane Database of Systematic Reviews. 2003; Issue 2: Art. No.: CD003286. DOI: 10.1002/1 465 1858. CD003286

Martin S, Schneider B, Heinemann L, Lodwig V, Kurth HJ, Kolb H, Scherbaum WA. Self-monitoring of blood glucose in type 2 diabetes and long-term outcome: an epidemiological cohorty study. Diabetologia. 2006 Feb; 49(2):271–8.

Schwartz FW, Bitzer EM. (Bearb.). Gesundheitsausgaben für chronische Krankheit in Deutschland. Krankheitskostenlast und Reduktionspotentiale durch verhaltensbezogene Risikomodifikation. Lengerich, Berlin: Pabst Science Publisher; 1999.

Trautner C, Haastert B, Spraul M, Giani G, Berger M. Unchanged incidence of lower-limb amputations in a German City, 1990–1998. Diabetes Care. 2001; 24:855–859.

UKPDS – UK Prospective Diabetes Study Group: Tight blood pressure control and risk of macrovascular and microvascular complications in type 2 diabetes. (UKPDS 38). BMJ. 1998; 317:703–713.

von Ferber L, Köster I, Hauner H. Eine Krankheitskostenstudie zum Diabetes mellitus. Gesundheitswesen 1997; 59:17–22.

7 Stärken und Problemfelder der Diabetes-Versorgung

Stärken:

- Die Qualität der Diabetes-Versorgung hat sich in den letzten 20 Jahren in Teilbereichen merklich verbessert.
- Das aktuelle Niveau der Stoffwechseleinstellung ist – gemessen am HbA1c-Wert – zufriedenstellend, auch im internationalen Vergleich.
- Die Versorgung der Typ-1-Diabetiker kann insgesamt als gut bezeichnet werden.
- Deutschland verfügt über ein breit differenziertes Versorgungssystem, das den unterschiedlichsten Behandlungserfordernissen gerecht werden kann.
- Die Gesundheitspolitik hat den Diabetes als Gesundheitsproblem mit hoher Wichtigkeit erkannt.

Problemfelder:

- Es mangelt in Deutschland an primärpräventiven Interventionen für den Typ-2-Diabetes.
- Präventive Programme für die bedeutende Gruppe der Menschen mit metabolischem Syndrom fehlen, obwohl gerade bei der Kombination von Risikofaktoren Interventionen besonders nötig und erfolgversprechend wären.
- Eine nicht unwesentliche Zahl von Diabetikern scheint längere Zeit unerkannt und damit unbehandelt zu bleiben.
- Die Langzeitführung von Diabetikern weist Mängel bei der Verhinderung von Folgeerkrankungen auf.
- Besonders ins Gewicht fällt die mangelhafte Versorgung des Bluthochdrucks als häufig zusätzlich vorliegender Risikofaktor für Gefäßerkrankungen.
- Die Vernetzung der Versorgungsansätze für Diabetes und Herz-Kreislauf-Krankheiten muss verbessert werden.
- Behandlungsergebnisse bei Patienten aus niedrigeren sozialen Schichten sind schlechter als bei Patienten aus höheren Schichten.
- Aussagekräftige Daten zur besseren Planung und Qualitätssicherung der Versorgung stehen nicht in ausreichendem Maße zur Verfügung.
- Das Aus- und Weiterbildungssystem wird den Anforderungen der Diabetes-Versorgung nur mit Einschränkungen gerecht.

Die offenkundigen Mängel in der Versorgung des Diabetes mellitus werden seit einigen Jahren nicht nur in Kreisen der Betroffenen, der Ärzte und der Krankenkassen diskutiert, sondern haben auch auf politischer Ebene Aktivitäten ausgelöst. Auf Antrag von Abgeordneten der SPD und der Fraktion von Bündnis 90 / Die Grünen stellte der **Deutsche Bundestag** im Jahr 2000 fest, dass sich 11 Jahre nach Unterzeichnung der St.-Vincent-Deklaration *„die Versorgung der rund sechs Millionen an Diabetes erkrankten Menschen in Deutschland nicht verbessert, sondern im Gegenteil verschlechtert habe"*. Der Bundestag forderte die Bundesregierung daher auf, die Verbesserung der Diabetes-Versorgung zu einem *„vorrangigen gesundheitspolitischen Ziel zu erklären und darauf hinzuwirken, dass die Selbstverwaltung geeignete Maßnahmen für eine Qualitätssteigerung in der Diabetes-Versorgung ergreift"* [Bundestagsdrucksache 2000].

Auch wenn die Einschätzung einer generellen „Verschlechterung" der Diabetes-Versorgung in den letzten 20 Jahren kaum belegbar sein dürfte, so hat die Initiative des Bundestags durch das **Gutachten des Sachverständigenrats für die konzertierte Aktion im Gesundheitswesen** zur Bedarfsgerechtigkeit und Wirtschaftlichkeit im Gesundheitswesen [SVRKAiG 2001] doch eine gewichtige Unterstützung erhalten. In seinem dritten Band zur Über-, Unter- und Fehlversorgung stellt das Gutachten der Diabetes-Versorgung in Deutschland ein insgesamt schlechtes Zeugnis aus: Die Analyse der Diabetes-Versorgung habe verdeutlicht, *„dass (auch) bei dieser großen Gruppe chronisch Kranker eine gravierende Lücke zwischen dem medizinisch Erreichbaren und den tatsächlich in der Alltagsversorgung erreichten Ergebnissen besteht"*. Ungeachtet vielfältiger Bemühungen und regionaler Teilerfolge habe sich die tatsächliche Versorgungssituation der Diabetiker in Deutschland in den letzten zehn Jahren nicht entscheidend verbessert, stellt das Gutachten fest. *„Die Zielvorgaben der St.-Vincent-Deklaration von 1989 konnten in Deutschland nicht erreicht werden."*

Seit der Veröffentlichung des Sachverständigen-Gutachtens hat sich jedoch sowohl die Struktur der Diabetes-Versorgung als auch die ihr geschenkte öffentliche Aufmerksamkeit gewandelt.

Sichtbares Zeichen dafür sind die nahezu flächendeckend eingeführten **Disease-Management-Programme** für den Typ-2-Diabetes (siehe Kap. 3.6 u. 5.4). Ein weiteres Merkmal ist die **Gründung des „Nationalen Aktionsforums Diabetes mellitus“** im Oktober 2004, einer gemeinsamen Initiative der Deutschen Diabetes Union (DDU) und des Bundesgesundheitsministeriums (siehe Kap. 3.7).

Die Effektivität all dieser Maßnahmen wird sich erst in den kommenden Jahren erweisen. Die folgende Analyse von Stärken und Schwächen der gegenwärtigen Diabetes-Versorgung versteht sich daher als eine Momentaufnahme, die Hinweise für die erforderliche Weiterentwicklung der Versorgungslandschaft liefern kann.

7.1 Stärken

7.1.1 Positive Trends in der Prozess- und Ergebnisqualität

Trotz der einleitend zitierten Stellungnahmen, die der Diabetes-Versorgung in Deutschland ein negatives Zeugnis ausstellen, finden sich dennoch einige Befunde, die in der Prozess- wie in der Ergebnisqualität auf *eher positive Entwicklungen* in den letzten 10 bis 20 Jahren hindeuten. Die angeführten Untersuchungen schließen sowohl Typ-1- als auch Typ-2 Diabetiker ein.

Verbesserte Prozessqualität

Am auffälligsten sind die erzielten Verbesserungen in der Prozessqualität der Diabetes-Versorgung, besonders in Bezug auf den **Anteil durchgeführter Blutzucker-Selbstkontrollen, HbA1 c-Messungen** und **Augenuntersuchungen.** So praktizieren heute bereits 89 % der insulinbehandelten und 37 % der mit OAD behandelten Typ-2-Diabetiker die *Blutzucker-Selbstkontrolle* [Liebl 2002]. 1988 waren bei einer AOK-Stichprobe in Dortmund noch Verschreibungsraten für Blut- und Harnzuckerteststreifen von lediglich 26 % bzw. 4 % ermittelt worden [Hauner 1994].

Eine ähnlich positive Entwicklung ist bei der *Überwachung des Langzeitblutzuckers* zu konstatieren (Tab. 7.**1**). Während 1988 HbA1 c-Bestimmungen nur bei 8 % aller Diabetespatienten (Typ 2 und Typ 1) durchgeführt wurden, stieg die Rate 2001 auf 59 %, wobei im Mittel 2 Messungen pro Jahr stattfanden [Hauner 1994, Hauner 2003]. Die in den Leitlinien verlangte *Quote von einer HbA1 c-Messung pro Diabetiker und Quartal* ist damit allerdings noch nicht erreicht.

Tabelle 7.**1** Verbesserungen in der Prozessqualität

Anteil von Diabetikern mit	1988*	2001**
HbA1 c-Messungen	8 %	59 %
Augenhintergrund-Untersuchungen	19 %	47 %

* AOK Dortmund [Hauner 1994]
** AOK Hessen [Hauner 2003]

Mehr als verdoppelt hat sich in dem Zeitintervall von 13 Jahren auch der Anteil der Diabetiker, bei denen eine *Augenhintergrund-Untersuchung* im Untersuchungsjahr durchgeführt wurde (Tab. 7.**1**): Er stieg von 19 % im Jahr 1988 auf 47 % im Jahr 2001 [Hauner 1994, Hauner 2003]. Allerdings ist der Versorgungszustand auch in diesem Bereich immer noch weit von der Leitlinien-Empfehlung einer *mindestens einmal jährlichen Augenkontrolluntersuchung* entfernt [Hammes 2000].

Verbesserte Ergebnisqualität

Eine positive Entwicklung zeigt sich auch bei der Ergebnisqualität, zumindest was die **Blutzuckereinstellung** anbelangt.

So fanden Liebl und Mitarbeiter im Rahmen der CODE-2-Studie einen mittleren HbA1 c-Wert von 7,5 % [Liebl 2002]. Damit liegt der Langzeitblutzucker der Diabetiker zwar immer noch *über dem leitliniengerechten Zielwert von < 6,5 %,* sein heutiges Niveau kann aber als befriedigend bezeichnet werden [Liebl 2002]. Diese Einschätzung gilt umso mehr, als bei einer Mitte der 90er Jahre in hausärztlichen Praxen durchgeführten Untersuchung der mittlere HbA1 c-Wert mit 10,5 % noch weit über dem Zielwert lag [Hauner 1997].

Belege für einen positiven Trend beim Langzeitblutzucker in den letzten Jahren liefern auch die Analysen der *JEVIN-Studie,* in denen die HbA1 c-Werte aller insulinpflichtigen Diabetiker in Jena in den Jahren 1989/1990, 1994/1995 und 1999/2000 miteinander verglichen wurden [Schiel 1997, Schiel 2004]. Sie zeigen zwar in der ersten Fünfjahresperiode eine nur geringe Veränderung des mittleren HbA1 c-Wertes bei Typ-2-Diabetikern und eine leichte Verschlechterung bei Typ-1-Diabetikern – vermutlich eine Folge der Dezentralisierung der Diabetes-Versorgung in der Nachwendezeit. Demgegenüber stehen jedoch deutliche Verbesserungen der mittleren HbA1 c-Werte für beide Diabetestypen in der Periode von 1994/1995 bis 1999/2000. Als Ursachen dieser positiven Entwicklung vermuten die Autoren der Studie die in dieser Zeit erfolgte *Spezialisierung der Diabetes-Versorgung*, die *Implementierung strukturierter Behandlungs- und Schulungsprogramme* sowie die starke *Verbreitung der intensivierten Insulintherapie und der Blutzucker-Selbstkontrolle.*

7.1.2 Allgemein befriedigende Stoffwechseleinstellung bei Diabetikern

Von aktuellem Interesse ist die Entwicklung der Stoffwechseleinstellung nach der Einführung von Diabetes-Vereinbarungen und Disease-Management-Programmen. Als eine der verlässlichsten Analysen auf diesem Gebiet gilt die **Evaluation des Diabetes-Strukturvertrages im KV-Bereich Nordrhein** durch Altenhofen und Mitarbeiter [Altenhofen 2002].

Die Zahlen des Diabetes-Strukturvertrages Nordrhein weisen für den Langzeitblutzucker im Zeitraum zwischen 1999 und 2000 einen durchaus zufrieden stellenden Status quo auf – und zwar sowohl bei der Versorgung in den Schwerpunktpraxen als auch bei den Hausärzten (Tab. 7.2). Bemerkenswert sind dabei nicht nur die niedrigen mittleren HbA1 c-Werte von 6,9% bei der Versorgung durch die Hausärzte und 7,3% in den Schwerpunktpraxen (hier werden in der Regel auch die problematischeren Fälle behandelt) Auch die Beobachtung, dass etwa zwei Drittel der Patienten einen akzeptablen HbA1 c-Wert (< 7,5%) aufweisen, während lediglich 13 bis 18% der Diabetiker einen problematischen HbA1 c-Wert (> 8,5%) zeigen, deutet auf einen zumindest befriedigenden Versorgungsstand bezüglich der Blutzuckereinstellung hin.

Tabelle 7.2 Status quo der HbA1 c-Einstellung (im KV-Bereich Nordrhein), Typ-2-Diabetiker (nach: Altenhofen 2002)

KV Nordrhein, Diabetes-Vereinbarung (Stand: 2001)	mittlerer HbA1 c-Wert	Anteil der Diabetiker mit HbA1 c-Wert	
		< 7,5%	> 8,5%
Hausarzt	6,9%	72%	13%
Schwerpunktpraxis	7,3%	63%	18%

Ein ähnliches Bild bezüglich der erzielten Stoffwechseleinstellung zeigen die Auswertungen aus dem ersten **Qualitätssicherungsbericht des DMP Nordrhein** (siehe Kap. 5.4). Hier lag der Anteil der Typ-2-Diabetiker mit einem HbA1 c-Wert < 7,5% schon bei der Einschreibung bei 77,4%, der Prozentsatz derer mit einem HbA1 c-Wert > 8,5% sogar nur bei 8,5%. Nach mindestens einem halben Jahr DMP-Laufzeit hatten sich die Werte erwartungsgemäß nur leicht verändert (auf 77,5% bzw. 7,9%) [Nordrheinische Gemeinsame Einrichtungen 2004].

Die zufrieden stellende Bewertung der in Nordrhein erzielten Blutglukose-Einstellungen hält im Übrigen auch einer Gegenüberstellung mit Studien aus dem Ausland stand – auch wenn die Ergebnisse auf Grund der unterschiedlichen Studiendesigns nicht exakt vergleichbar sind: So lag der mittlere (mediane) HbA1 c-Wert in einer randomisierten, kontrollierten Interventionsstudie mit strukturierter Diabetes-Versorgung in *Dänemark* nach 6 Jahren bei 8,5%, in der Kontrollgruppe mit Routineversorgung bei 9,0% (Ausgangswert jeweils 10,2%) [Olivarius 2001]. Phillips und Mitarbeiter fanden in einer repräsentativen Bevölkerungsstichprobe in *Südaustralien* eine Prävalenz von 45,9% Typ-2-Diabetikern mit einem HbA1 c-Wert > 8%; bei 11,7% der Teilnehmer lag der HbA1 c-Wert sogar > 10% [Phillips 1998].

7.1.3 Gute Qualität der Typ-1-Versorgung insgesamt

Zu den Stärken der Diabetes-Versorgung in Deutschland zählt heute die medizinische Behandlung von Menschen mit Typ-1-Diabetes. Darauf weisen zumindest Untersuchungen in den Regionen Nordrhein und Thüringen hin: Unter den Typ-1-Diabetikern in Nordrhein führten Mitte der 90er Jahre 79% eine intensivierte Insulintherapie durch, nahmen 62% an strukturierten Schulungen teil und führten 96% Blutzuckerselbstkontrollen durch, hatten 80% eine augenärztliche Untersuchung erfahren und nur etwa jeder Fünfte eine schwere Hypoglykämie pro Jahr. Auch der mittlere HbA1 c-Wert von 8,0% kann im internationalen Vergleich als gut bezeichnet werden [Berger 1998].

7.1.4 Gut ausdifferenziertes und verfügbares Versorgungssystem

Diabetiker können in Deutschland auf ein **stark ausdifferenziertes und gut verfügbares Versorgungssystem** zurückgreifen. Die in den Kap. 3.3 bis 3.6 beschriebenen Versorgungseinrichtungen reichen von der einfachen Hausarztpraxis bis zum zertifizierten Diabeteszentrum, der Ausbildungsgrad des behandelnden Personals von der Diabetesassistentin bis zum diabetologisch geschulten Facharzt (Tab. 3.**1** S. 17).

Durch die Einführung regional unterschiedlicher Strukturverträge – in jüngerer Zeit von Disease-Management-Programmen – hat sich allerdings ein *unübersichtliches Gesamtbild der Diabetes-Versorgung* entwickelt (siehe auch Kap. 3.6 u. SVRKAiG 2001). Tatsächlich haben einige Untersuchungen auch Hinweise auf regionale Unterschiede, sowohl in der Versorgungsstruktur als auch in der Ergebnisqualität gefunden. Die Evidenz dafür ist aber eher schwach ausgeprägt.

So lag der Anteil aller Diabetiker, die unter der Diabetesvereinbarung der KV Nordrhein behandelt wurden, je nach KV-Bezirk zwischen 31 % und 62 % [Altenhofen 2002]. Deutliche Unterschiede finden sich bundesweit auch in der Verfügbarkeit von diabetologischen Schwerpunktpraxen: Ihre mit Abstand geringste Dichte ist in Baden-Württemberg zu verzeichnen, wo ca. 200.000 Einwohner auf eine Schwerpunktpraxis kommen. In den anderen Bundesländern variiert diese Zahl zwischen 40.000 und 100.000 Einwohnern pro Schwerpunktpraxis [Siegel 2004].

Inwieweit die unterschiedliche Inanspruchnahme oder Verfügbarkeit diabetologischer Strukturen Einfluss auf die Ergebnisqualität der Versorgung hat, ist bislang kaum untersucht. Eine Untersuchung in Thüringen weist auf deutliche Unterschiede in der Qualität der Primärversorgung von Diabetikern in den verschiedenen Landkreisen und Städten Thüringens hin. Dabei fanden sich Regionen, in denen sich der Anteil von Patienten mit 2-fach übernormalen HbA1 c-Werten (mittlere Normwerte zwischen 5,2 % und 5,4 %) um bis zu 100 % unterschied. Die Ursache für diese Streuung ist jedoch nicht verifiziert und daher möglicherweise auch auf nichtmedizinische Gründe (z. B. Labormethoden) zurückzuführen [Sämann 2002].

7.1.5 Initiativen und Modellprojekte zur Qualitätssteigerung

Zu den Stärken der Diabetes-Versorgung in Deutschland sind zweifellos die Vielzahl von Initiativen und Modellprojekten außerhalb der Regelversorgung zu zählen, die von Krankenkassen, aber auch von Ärzte- und Patientengruppen in den letzten Jahren initiiert wurden. Einige dieser Projekte sollen im Folgenden kurz vorgestellt werden.

Mobile Diabetesschulung in Schleswig-Holstein

Die „Mobile Diabetesschulung Schleswig-Holstein" ist ein Projekt des Diabetes-Schulungs- und Behandlungszentrums der Universitätskinderklinik Lübeck und der Kinderklinken in Heide, Kiel, Flensburg und Rendsburg aus dem Jahr 2000 [Sengbusch 2000]. Ziel des Projekts war die *Schaffung einer qualifizierten und wohnortnahen Versorgung und Behandlung von Kindern und Jugendlichen mit Typ-1-Diabetes* in Schleswig-Holstein. Da nur 50 bis 70 Kinder und Jugendliche jedes Jahr neu an einem Typ-1-Diabetes erkranken, kann in dem Flächenstaat kein flächendeckendes Netz von festen multidisziplinären Diabetesteams vorgehalten werden. Das Projekt organisierte daher ein mobiles Schulungsteam aus einer Diabetesberaterin DDG und einer Kinderärztin/Diabetologin DDG, das 2- bis 4-mal pro Jahr fünftägige, stationäre Schulungen und Behandlungen von Kindern und Jugendlichen in den beteiligten Kliniken durchführte. Die Schulungen wurden im Rahmen eines dreijährigen Modellprojektes von den Krankenkassen finanziert.

Der Diabetes-TÜV

Der „Diabetes-TÜV" war ursprünglich ein Modellprojekt der BKK Volkswagen und der Bezirksstelle Braunschweig der KV Niedersachsen. Das Projekt, das zwischen Oktober 1997 und September 2000 in Wolfsburg durchgeführt wurde, beinhaltete eine *jährliche Vorsorgeuntersuchung* für die rund 3.200 Diabetiker der BKK Volkswagen *zur Früherkennung diabetesbedingter Folgeschäden.* Auf Grund der positiven Evaluation des dreijährigen Modellprojektes wurde der Diabetes-TÜV nach Ablauf der Projektförderung zunächst in ganz Niedersachsen und seit 2004 auch in Hessen weitergeführt. Seit dem 01.02.2005 können Versicherte der Deutschen BKK bundesweit Vorsorgeuntersuchungen zur Früherkennung von Folgeschäden des Diabetes mellitus an den Augen, Nieren und Füßen in Anspruch nehmen [Deutsche BKK 2005].

Das PROSIT-Projekt

Das PROSIT-Projekt (Proteinurie Screening und Intervention) versteht sich als ein *Programm zur Verringerung diabetesbedingter Folgeerkrankungen, insbesondere der diabetischen Nephropathie.* Das Projekt, das 1993 in München von einer Gruppe um die Diabetologen Prof. Dr. Rüdiger Landgraf und Dr. Rolf Renner gegründet wurde, kooperiert mit dem Deutschen Diabetiker-Bund und zwei Krankenversicherungen und wird von mehreren Pharmafirmen finanziell unterstützt [Piehlmeier 2001, PROSIT 2005].

Zu den vordringlichen Zielen von PROSIT gehört die flächendeckende Einführung eines mindestens einmal jährlichen Mikroalbuminurie-Tests bei allen Diabetikern. Patienten mit einer erhöhten Albuminausscheidung werden in ein strukturiertes Therapieprogramm eingebunden. Das Projekt unterstützt niedergelassene Ärzte bei der Umsetzung des Therapieprogramms, u.a. durch ein regelmäßiges patientenbezogenes Datenmanagement, und führt statistische Auswertungen zur Häufigkeit der Albuminausscheidung und zur Wirksamkeit der Therapie durch.

Das DiSko-Projekt

Das DiSko-Projekt widmet sich der Frage „Wie Diabetiker zum Sport kommen". Das Projekt entstammt einer gemeinsamen Initiative der Arbeitsgemeinschaft Diabetes und Sport der DDG und des Verbandes der Diabetesberatungs-und Schulungsberufe in Deutschland e.V. (VDBD). Vordringliches Ziel des DiSko-Projekts ist es, *bestehende Defizite in den Schulungsinhalten für Typ-2-Diabetiker bezüglich praktischer Anleitungen zum Bewegungstraining auszugleichen.* Hierzu wurde ein erlebnispädagogisches Modul „Bewegung" entwickelt, das in bestehende Patienten-Schulungen integriert werden kann. Kernstück des Moduls ist ein halbstündiger Spaziergang mit Puls- und Blutzuckermessungen, der anschließend vom Schulungsteam zusammen mit den Patienten ausgewertet wird und zu praktischen Tipps für die Bewegung im Alltag führen soll [DiSko 2005]. Das DiSko-Schulungsmodell ist seit April 2004 Bestandteil der Ausbildung zur Diabetesassistentin und Diabetesberaterin DDG. Seine Evaluierung bezüglich Umsetzbarkeit und Wirksamkeit begann im Oktober 2004.

Teilstationäre Versorgungsmodelle

Die *teilstationäre Einstellung von Diabetikern in einer Diabetes-Nachtklinik* wurde von Dr. Elke Austenat 1985 erstmals für die Bundesrepublik eingeführt. Nachdem ein von den Krankenkassen unterstützter Modellversuch in den Jahren 1987 bis 1989 erfolgreich verlaufen war, wurde die Spezialklinik 1990 in Berlin in die Regelversorgung überführt. Die Diabetes-Nachtklinik verfügt heute über 28 Betten. Die durchschnittliche Liegedauer beträgt nach Angaben der Klinik 5 Tage [Austenat 2005].

Das Konzept der Diabetes-Nachtklinik sieht vor, dass der Patient tagsüber in seiner normalen Alltagsumgebung (zu Hause, bei der Arbeit etc.) verbleibt, abends eine Patienten-Schulung in der Klinik besucht und nachts eine teilstationäre Einstellung seines Stoffwechsels in der Klinik erhält. Voraussetzung für die Aufnahme in die Nachtklinik ist, neben der Notwendigkeit einer stationären Stoffwechseleinstellung, die Fähigkeit des Patienten, tagsüber unter seinen individuellen Alltagsbedingungen die therapeutischen Anweisungen richtig umzusetzen.

Eine weitere teilstationäre Einrichtung in der Diabetes-Versorgung wurde Ende 2004 mit der *Tagesklinik für Diabetologie und Stoffwechselerkrankungen* am Uniklinikum Jena geschaffen. Das teilstationäre Angebot der Klinik umfasst 9 Plätze und richtet sich an Diabetespatienten, die unter sehr stark schwankenden Blutzuckerwerten, häufigen Unterzuckerungen oder langfristig erhöhten Blutzuckerwerten leiden. Die Behandlungsdauer soll nach Angaben der Klinik durchschnittlich 5 Tage betragen [Müller 2005].

Ärztliche Qualitätszirkel

Die Einrichtung ärztlicher Qualitätszirkel geht auf einen Beschluss der Vertreterversammlung der Kassenärztlichen Bundesvereinigung (KBV) im Mai 1993 in Dresden zurück. Mit der Herausgabe der „Richtlinien der KBV für Verfahren zur Qualitätssicherung nach § 75 Abs. 7 SGB V" wurde 1994 (aktuelle Fassung vom 20.01.2000 [KBV 2000]) die Grundlage für eine bundesweit weitgehend einheitliche Vorgehensweise zur Errichtung und Weiterentwicklung von Qualitätszirkeln geschaffen. Demnach sollen Qualitätszirkel in der ambulanten vertragsärztlichen Versorgung *„der Weiter-*

qualifizierung durch kritische Überprüfung der eigenen Tätigkeit und eines auf den Erfahrungen der Teilnehmenden aufbauenden Lernprozesses" dienen.

In den letzten 10 Jahren haben sich ärztliche Qualitätszirkel in Deutschland gut etabliert. Eine aktuelle Erhebung weist für das Jahr 2002 eine Zahl von bundesweit 5.468 Qualitätszirkeln mit etwa 50.000 Teilnehmern aus. Dies entspricht einer Teilnehmerquote von ca. 50 % der Vertragsärzte bzw. Vertrags-Psychotherapeuten. In der Verbreitung der Qualitätszirkel gibt es aber regional große Unterschiede. Die höchste Dichte an Qualitätszirkeln findet sich mit knapp 100 Gruppen pro 1.000 Vertragsärzten im KV-Bereich Nordrhein, die niedrigste Dichte mit unter 10 Gruppen pro 1.000 Vertragsärzten im KV-Bereich Berlin [Gerlach 2003].

Diabetes mellitus ist ein häufig gewähltes Thema ärztlicher Qualitätszirkel. So waren im April 2005 bei der KV Berlin 17 von ca. 160 Qualitätszirkeln mit unterschiedlichen Fragen des Diabetes mellitus registriert. Bei der KV Nordrhein waren zum gleichen Zeitpunkt 148 Qualitätszirkel mit dem Thema Diabetes gelistet.

Pharmazeutische Betreuung (Pharmaceutical Care)

Die Pharmazeutische Betreuung von Diabetikern hat zum Ziel, die Zusammenarbeit zwischen Apotheker, Patient und Arzt zu intensivieren. Ziel ist es, *arzneimittelbezogene Probleme zu erkennen und gemeinsam Lösungsstrategien zu entwickeln*, um die Arzneimitteltherapie zu optimieren und die Lebensqualität des Patienten zu erhöhen.

Als Konzept wurde die Pharmazeutische Betreuung 1998 durch eine Ad-Hoc-Kommission unter Beteiligung von DDG, BÄK, ABDA, DPhG und DDU ausgearbeitet [Eickhoff 2000]. Der Apotheker soll Personen mit einem erhöhten Risiko für Diabetes ansprechen, er kann Screening-Untersuchungen von Urin- und Blutglukose direkt in der Apotheke durchführen. In Abhängigkeit vom Ergebnis soll er einen Arztbesuch empfehlen. Außerdem spielt der Apotheker eine wichtige Rolle bei der Vermittlung von Information zu Lebensführung, Ernährung, Medikamenten, Applikationshilfen für Insulin und den verschiedenen Techniken der Blutzuckermessung.

Beispielhaft für verschiedene Initiativen sei hier das Projekt der Apothekerkammer Baden-Württemberg genannt [Kahmen 2001; Diers 2002].

7.2 Problemfelder

7.2.1 Mangel an primärpräventiven Strategien

Das Auftreten einer Diabeteserkrankung kann heute durch geeignete und rechtzeitige Interventionen verzögert, in manchen Fällen sogar verhindert werden. Als effektiv haben sich hierbei zum einen **Lebensstilveränderungen** [Tuomilehto 2001], zum anderen **medikamentöse Maßnahmen** [Knowler 2002] erwiesen.

Auf die wesentliche Rolle von *Übergewicht* und *Bewegungsmangel* als Risikofaktoren für Typ-2-Diabetes wurde bereits in Kap. 2.3.1 eingegangen. Lebensstilveränderungen, die beispielsweise eine *gesündere Ernährung*, eine *erhöhte körperliche Aktivität* und den *Verzicht aufs Rauchen* beinhalten, sind nicht nur eine Angelegenheit jedes Einzelnen. Eine gesündere Lebensweise kann einerseits in Abhängigkeit vom Setting (z. B. Schule, Arbeitsplatz), andererseits auch durch bevölkerungsweite Maßnahmen – z. B. Informationskampagnen in Massenmedien und eine entsprechende Verbraucherpolitik – wirksam unterstützt werden. Ein Beispiel für den Erfolg eines bevölkerungsweiten Programms zur Primärprävention ist das finnische Nordkarelia-Projekt [Vartiainen 2000]. Solche Programme fehlen in Deutschland zurzeit noch.

Die Strategie von Präventionsprogrammen sollte aber nicht zu eng auf den Diabetes und dessen Verhinderung fokussiert werden. Wie in Kap. 2.5 beschrieben, ist Diabetes einer von mehreren Faktoren, die mit einem erhöhten Risiko für Gefäßerkrankungen verbunden sind. Präventionsprogramme sollten daher eine breitere Perspektive verfolgen und auch das *metabolische Syndrom* (Übergewicht, Fettstoffwechselstörung, Insulinresistenz, Bluthochdruck) mit einbeziehen.

Khunti [2005] weist darauf hin, dass für die zahlenmäßig bedeutende Gruppe der Menschen mit metabolischem Syndrom, die in Deutschland ca. 20 % der Bevölkerung zwischen 45 und 65 Jahren ausmachen dürfte [Assmann 1998], auch international keine spezifischen Interventionen vorhanden sind.

7.2.2 Hohe Dunkelziffer unerkannter Diabetesfälle

Die Augsburger KORA-Studie hat gezeigt, dass es in Deutschland eine erhebliche Zahl von unentdeckten Diabetikern gibt (siehe Kap. 2.1.2).

Je nachdem, welches Kriterium für das Vorliegen eines Diabetes zu Grunde gelegt wird, liefert die KORA-Studie in der Altersgruppe zwischen 55 und 74 Jahren eine Prävalenz unentdeckter Diabetesfälle von 4,9 % (Nüchternblutzucker) oder 8,2 % (WHO-Kriterien).

Hochgerechnet auf die Gesamtbevölkerung in Deutschland ergibt sich aus der KORA-Studie in der Altersgruppe der 55- bis 74-Jährigen eine Zahl von **1,5 Mio. Menschen mit unentdecktem Diabetes mellitus** nach WHO-Kriterien. Bei weiteren 3 Mio. Menschen ist mit einer gestörten Glukosetoleranz zu rechnen. Mangelnder Zugang zu ärztlicher Versorgung kann als Ursache der Dunkelziffer kaum angeführt werden, da etwa 40 % der Personen mit unentdecktem Diabetes innerhalb des letzten Monats vor der Untersuchung mindestens einen Arztkontakt angaben [Rathmann 2003]. Diese Beobachtung sowie die hohe Prävalenz von unentdecktem Diabetes und gestörter Glukosetoleranz können als weitere Belege für die These angesehen werden, dass ein Präventions- und Früherkennungsprogramm zur Verhinderung von Typ-2-Diabetes und Gefäßerkrankungen in Deutschland einen beträchtlichen Beitrag liefern könnte.

Die Euro Heart Survey [Bartnik 2004] konnte bei einer Querschnittsuntersuchung von konsekutiven KHK-Patienten bei einem wesentlichen Teil – 22 Prozent – einen bisher nicht bekannten Diabetes diagnostizieren. Die Ergebnisse dieser Studie, an der auch fünf Zentren aus Deutschland teilnahmen, lassen darauf schließen, dass selbst bei Hochrisikopatienten, die oft von Ärzten untersucht werden, noch nicht ausreichend auf Diabetes geachtet wird.

7.2.3 Mängel bei der Langzeitführung – Gefahr von Spätschäden

Die wohl folgenschwersten Defizite in der Diabetes-Versorgung liegen in der mangelhaften Prävention und Früherkennung von Spätkomplikationen. Zu den wirksamsten Methoden auf diesem Gebiet gehören regelmäßige, d. h. *mindestens jährliche Kontrolluntersuchungen der Augen, des Nierenstatus und der Füße.* Erhebungen zeigen aber, dass diese Termine von Ärzten und Patienten nur unvollständig wahrgenommen werden.

Beispiel diabetesbedingte Erblindungen: Die diabetische Retinopathie zählt zu den häufigsten Ursachen für Erblindungen. Ihre Prävalenz ist bei Diabetikern mit 26,3 % erheblich [Bertram 1999] und das Erblindungsrisiko von Diabetikern etwa 5-mal höher als das von Nichtdiabetikern [Trautner 1997]. Sowohl die proliferative diabetische Retinopathie als auch die diabetische Makulopathie sind mit der Laserkoagulation gut therapierbar, wenn sie vom Augenarzt erkannt werden, bevor der Patient Symptome bemerkt [Bertram 1999]. Dennoch werden die notwendigen *jährlichen Fundoskopie-Untersuchungen* nicht bei jedem, sondern *nur bei etwa einem Drittel der Patienten* vorgenommen [Bertram 1999, Hauner 2003]. Nach einer Untersuchung in der Region Württemberg-Hohenzollern hat sich das Erblindungsrisiko bei Diabetes mellitus im Zeitraum von 1990 bis 1998 auch nur leicht (um 3 % pro Jahr) verringert [Trautner 2001 a].

Beispiel terminale Niereninsuffizienz: In Deutschland wurden 2003 etwa 2.140 Patienten mit Diabetes mellitus dialysepflichtig [Frei 2004]. Dies entspricht einem Anteil von 36 % aller neu registrierten Dialysepflichtigen, wobei 33 % auf Typ-2- und 3 % auf Typ-1-Diabetiker entfallen. Damit ist Diabetes die mit Abstand häufigste Diagnose bei Dialysebeginn. Die Bedeutung des Diabetes als Grundkrankheit ist seit 1995, als der Diabetikeranteil etwas über 30 % betrug, deutlich gestiegen, wobei seit 1999 eine Stabilisierung auf hohem Niveau zu verzeichnen ist [Frei 2004].

Als eine Ursache für diesen Anstieg wird die sinkende Mortalität bei Nephropathie diskutiert [Giani 2004]. Es gibt aber auch Hinweise auf eine mangelhafte Früherkennung und -behandlung von Nierenschäden. Ein wesentlicher Risikofaktor für das Erleiden von Nierenschäden ist die Hypertonie. Zwar werden Blutdruckkontrollen relativ häufig durchgeführt und Bluthochdruck auch in der Regel medikamentös behandelt [Liebl 2002]. Doch *nur eine Minderheit der bereits nierengeschädigten Diabetiker erreicht die empfohlenen Blutdruckwerte,* und auch die Art der blutdrucksenkenden Therapie ist sowohl bei Patienten mit Typ-2- als auch mit Typ-1-Diabetes unbefriedigend [Keller 2000, Berger 1998, Holl 1997]. Zudem wird ein *Screening auf Mikroalbuminurie,* das als guter Indikator von beginnenden Nierenschäden gilt, *nur bei 8 bis 10 % der Typ-2-Diabetiker* einmal im Jahr durchgeführt, obwohl die Leitlinien dies für jeden Diabetespatienten vorsehen. Auch bei Typ-1-Diabetikern wird das Mikroalbuminurie-Screening nur unvollständig betrieben [Berger 1998, Holl 1997].

Beispiel diabetesbedingte Amputationen: Aktuellen Hochrechnungen zufolge werden in Deutschland jährlich etwa 26.000 Amputationen durchgeführt, die auf eine Diabeteserkrankung zurückzuführen sind [Heller 2004]. Dies sind ca. 60% aller Amputationen. Daten einer regionalen Studie weisen darauf hin, dass sich die Inzidenzrate für Amputationen bei diabetischem Fußsyndrom zwischen 1990 und 1998 nicht verändert hat [Trautner 2001 b]. Nach Expertenmeinung *ließen sich etwa die Hälfte der Amputationen vermeiden,* wenn mit der Behandlung von diabetischen Fußkomplikationen so früh wie möglich begonnen würde [Bundestagsdrucksache 2000, Dahmen 1997]. Regelmäßige Fußuntersuchungen sind jedoch nicht Standard in allen Hausarztpraxen. Und bislang mangelt es auch – mit Ausnahme der DMP – an einem sektorenübergreifenden Programm, das die Zusammenarbeit von Hausärzten, Diabetologen, Fußpflegern (Podologen) und Angiologen stärken würde. Darüber hinaus fehlt für die etwa 280.000 von Fußproblemen betroffenen Diabetiker in Deutschland ein flächendeckendes Netz aus Schwerpunktstationen und spezialisierten Fußambulanzen [Reike 1999]. Mitte der 90er Jahre gab es an deutschen Krankenhäusern lediglich 50 solcher Einrichtungen [Bundestagsdrucksache 2000, Dahmen 1997]. Zur Verbesserung der Strukturen könnte das seit 2002 geltende Podologengesetz führen. Aktuelle Untersuchungen zur Verfügbarkeit von Einrichtungen zur Versorgung des diabetischen Fußsyndroms fehlen jedoch.

Zusammenfassend werden die **spezifisch diabetesbedingten Spätfolgen,** wie Retinopathie, Nephropathie und diabetisches Fußsyndrom offenbar unzureichend versorgt. Bislang konnte für keine dieser Komplikationen das 1989 in der Deklaration von St. Vincent geforderte Reduktionsziel erreicht werden (Tab. 7.**3**).

Tabelle 7.**3** Ziele von St. Vincent und gegenwärtiger Stand (nach: SVRkAiG 2001, S. 239)

Komplikation	5-Jahres-Ziele von 1989	Situation 2004 (nach Datenlage)
Erblindungen	Reduzierung um ein Drittel	Reduzierung um ca. 3% pro Jahr (1990–1998)
terminale Niereninsuffizienz	Reduzierung um ein Drittel	weiterer Anstieg
Amputationen	Reduzierung um die Hälfte	keine Veränderung

7.2.4 Mängel bei der Behandlung der arteriellen Hypertonie

Eine Reihe von Studien hat die unzureichende Behandlung von Bluthochdruck nicht allein bei Diabetikern mit manifester Nierenschädigung dokumentiert [z. B. Altenhofen 2002, Wittchen 2003]. Dieser Befund deutet auf wichtigen Handlungsbedarf hin, denn nicht zuletzt die UKPDS [1998] hat nachgewiesen, dass eine Verbesserung der Blutdruckeinstellung das Risiko für mikro- und makrovaskuläre Folgeerkrankungen senkt.

Außerdem zeigt die defizitäre Versorgung auf diesem Gebiet, dass die Erkrankung Diabetes noch zu sehr als Problem vornehmlich der Stoffwechseleinstellung betrachtet wird.

7.2.5 Notwendigkeit zur Vernetzung der Versorgung von Diabetes und Herz-Kreislauf-Erkrankungen

Patienten mit Herz-Kreislauf-Erkrankungen haben in ca. 20% der Fälle einen bekannten Diabetes [z. B. Pyoralla 2004]. Es ist zu vermuten, dass zusätzlich bei nicht wenigen Patienten mit Herz-Kreislauf-Erkrankungen eine Diabeteserkrankung bisher undiagnostiziert geblieben ist [Bartnik 2004]. Andererseits haben Diabetiker deutlich häufiger als die Durchschnittsbevölkerung Herz-Kreislauf-Erkrankungen [Häussler 2004]. Diabetes und Herz-Kreislauf-Erkrankungen sind also eng miteinander assoziiert.

In der Praxis tritt die Behandlung der einen Erkrankung in Wechselwirkung mit der Behandlung der anderen. Die optimale Behandlung für den einzelnen Patienten zu finden wird so zur komplexen Aufgabe. Schließlich hängt von der bestmöglichen Versorgung sowohl des Diabetes als auch der Herz-Kreislauf-Erkrankungen die Gesamtprognose des Patienten ab.

7.2.6 Behandlungsergebnisse zeigen sozialen Schichtgradienten

Die Daten des Bundes-Gesundheitssurveys weisen für die Diabetes-Prävalenzrate eine deutliche Abhängigkeit von der sozialen Schichtzugehörigkeit auf (Tab. 7.**4** und Knopf 1999). Demnach *sinkt*

Tabelle 7.**4** Prävalenzrate des nichtinsulinpflichtigen Diabetes mellitus in Abhängigkeit von der Schichtzugehörigkeit (nach: Bundes-Gesundheitssurvey: Sozialschicht und Gesundheit [Knopf 1999])

Schichtzugehörigkeit*	**Diabetes-Prävalenz (Männer)**	**Diabetes-Prävalenz (Frauen)**
Oberschicht	2,5%	1,6%
Mittelschicht	3,5%	3,4%
Unterschicht	5,6%	8,5%

* Die soziale Schichtzugehörigkeit wurde im Bundes-Gesundheitssurvey 1998 entsprechend der Empfehlungen der Deutschen Arbeitsgemeinschaft Epidemiologie in Abhängigkeit von Einkommen, Bildung und beruflicher Position gebildet [Jöckel 1998].

die Prävalenz des nichtinsulinpflichtigen Diabetes mellitus mit der Zugehörigkeit zu einer höheren Sozialschicht. Als zumindest mitverantwortlich für diesen Schichtgradienten kann die Prävalenz der in ähnlicher Weise sozialschichtabhängigen Risikofaktoren Übergewicht, sportliche Inaktivität und Rauchen vermutet werden [Knopf 1999].

Einen ausgeprägten Schichtgradienten fanden Mühlhauser und Mitarbeiter auch bei der Untersuchung des Gesundheitsstatus von Erwachsenen mit Typ-1-Diabetes in der Region Nordrhein [Mühlhauser 1998].

So war bei Typ-1-Diabetikern aus niedrigen sozialen Schichten insgesamt ein schlechterer Gesundheitsstatus festzustellen als bei Patienten höherer Schichten. Angehörige niedrigerer Sozialschichten zeigten *eine höhere Rate mikro- und makrovaskulärer Komplikationen,* erhielten *mehr Medikamente* und verbrachten *mehr Tage im Krankenhaus.* Besonders deutlich waren die Unterschiede bei der *Rate der Spätkomplikationen.* Hier waren Typ-1-Diabetiker der untersten sozialen Schicht mehr als 3-mal so häufig von einer klinisch manifesten Nephropathie und von Fußkomplikationen und nahezu doppelt so häufig von einer Retinopathie betroffen wie Angehörige der höchsten Sozialschicht (Tab. 7.**5**).

Eine vollständige Erklärung für das Auftreten und das Ausmaß des Schichtgradienten konnte in der Untersuchung von Mühlhauser und Mitarbeitern nicht identifiziert werden. Zum Teil scheinen die Ergebnisse aber auf eine *schlechtere Kontrolle der Risikofaktoren* zurückzuführen zu sein. So zeigte die Gruppe der untersten Sozialschicht einen höheren HbA1c-Wert, eine schlechtere Blutdruckkontrolle und einen höheren Anteil an Rauchern. Zum anderen erwiesen sich die *Behandlungsstrategien* bei Angehörigen der unteren Sozialschichten als *weniger effektiv.* Dies äußerte sich in einer geringeren Häufigkeit von intensivierten Insulintherapien, Blutzucker-Selbstmessungen, Anpassungen der Insulindosis, durchgeführten Schulungen und Besuchen beim Diabetologen.

Tabelle 7.**5** Häufigkeit von Komplikationen in Abhängigkeit vom sozialen Status der Typ-1-Diabetiker in Nordrhein (nach: Mühlhauser 1998)

Sozialer Status* Level	**Anteil Typ-1-Diabetiker mit makrovaskulären Komplikationen**
I	5%
II	1%
III	4%
IV	8%
V	19%

* Die soziale Schichtzugehörigkeit wurde entsprechend der in früheren Bundes-Gesundheitssurveys verwendeten Methoden klassifiziert. Dabei setzt sich der Level des Sozialstatus additiv aus dem *höchsten erreichten Bildungsniveau* (0–8 Punkte), dem *Niveau der letzten beruflichen Stellung* (0–8 Punkte) und dem *Niveau des Haushaltseinkommens* (0–8 Punkte) zusammen. Level ! = höchster, Level V = niedrigster sozialer Status

Allerdings konnte der Schichtgradient bei Typ-1-Diabetikern nicht auf einen Mangel an Diagnose- und Behandlungseinrichtungen zurückgeführt werden. Vielmehr war bei den unteren sozialen Schichten sogar eher eine Tendenz zu mehr Arztbesuchen und medizinischen Untersuchungen festzustellen [Mühlhauser 1998].

Insgesamt scheint der schlechtere Gesundheitszustand von Typ-1-Diabetikern aus unteren sozialen Schichten vornehmlich mit einem erhöhten Risikoverhalten (z. B. Rauchen) und einer geringeren Compliance bezüglich der therapeutischen Maßnahmen zusammenzuhängen. Zukünftige Behandlungsprogramme, die auf eine Verringerung von Folgeschäden abzielen, sollten diesem Ergebnis Rechnung tragen und Strategien verwenden, die zu einer Erhöhung der Compliance, auch in den unteren Sozialschichten führen können.

Vergleichbare Untersuchungen über mögliche Zusammenhänge zwischen Gesundheitszustand und sozialer Schichtzugehörigkeit bei Typ-2-Diabetes fehlen bislang.

7.2.7 Datenmangel behindert Versorgungsplanung und Qualitätssicherung

Der Mangel an bevölkerungsbasierten Daten über den Diabetes mellitus stellt eine erhebliche Behinderung sowohl für die Planung der Versorgung als auch für die Qualitätssicherung dar.

Bedarf für mehr Informationen besteht besonders auf drei Ebenen:
1. Daten zur Epidemiologie
2. wissenschaftlich evidente Evaluationen von Interventionen
3. routinemäßige Qualitätssicherung der laufenden Behandlungen

1. Daten zur Epidemiologie

Inzidenz des Typ-2-Diabetes. Die Zahl der Diabetiker steigt offenbar stetig an. So weisen Untersuchungen für das Jahr 1988 auf eine Prävalenz von 4,8 % hin (AOK Dortmund), für 1999 von 6 % (AOK Hessen) und für 2001 von 6,9% [Hauner 2003]. Unklar ist aber bisher, welchen Anteil z. B. die Alterung der Bevölkerung, eine aufmerksamere Diagnostik und die Prävalenz von Risikofaktoren wie Übergewicht und Bewegungsmangel an diesen Zahlen haben. Von diesen Informationen wäre aber abzuleiten, wie groß und worauf gerichtet das Engagement einer Primärprävention zu erfolgen hätte.

Anteil von Diabetikern mit Spätschäden bereits bei der Erstdiagnose: In Abhängigkeit von dieser Zahl sollten ausreichende Mittel und Ressourcen in die Früherkennung investiert werden.

Makrovaskuläre Spätschäden bei Diabetikern: Zur Häufigkeit von Herzinfarkt und Schlaganfall bei Diabetikern werden vor allem die Hochrechnungen der CODE-2-Studie zitiert. Über die Bedeutung anderer Risikofaktoren an der Entwicklung makrovaskulärerer Komplikationen (z. B. Rauchen, Übergewicht, Fettstoffwechselstörung, Bewegungsmangel, metabolisches Syndrom) ist aber noch zu wenig bekannt.

2. Wissenschaftlich evidente Evaluationen von Interventionen

Eine Aussage aus dem letzten Gutachten des Sachverständigenrats für die Konzertierte Aktion im Gesundheitswesen zu Über-, Unter- und Fehlversorgung im deutschen Gesundheitswesen [SVRGaIII 2001] lautet: *„Die in regionalen Qualitäts- und Versorgungsprojekten gewonnenen Erkenntnisse werden oftmals nicht, verzögert oder nur partiell transparent gemacht...“.*

So liegen für einige der mit dem Ziel einer besseren Versorgungsqualität des Diabetes durchgeführten Modellvorhaben keine belastbaren Evaluationen vor (z. B. aus Bayern). In anderen Fällen wurden Ergebnisse verzögert oder nur in Teilen veröffentlicht, so dass ein Publication bias (Publikation nur bei positiven Ergebnissen) nicht auszuschließen ist. Dies betrifft z. B. die Diabetes-Vereinbarungen in Sachsen, Brandenburg und Thüringen. Die Einbeziehung einer Kontrollgruppe ist der Ausnahmefall, wie etwa beim Modellvorhaben Sachsen-Anhalt. Allerdings gibt es auch hier Einschränkungen, da sich die Kontrollgruppe von der Interventionsgruppe in Alter, Geschlecht und Diabetes-Typ unterscheidet.

Diese vielfältigen Informationsmängel erschweren eine sinnvolle Planung der Versorgung. Sie verhindern sowohl, dass bei nachweislich fehlgeschlagenen Vorhaben entsprechende Gegenreaktionen initiiert werden, als auch, dass positive Erfahrungen verstärkt und weiter verbreitet werden können.

3. Routinemäßige Qualitätssicherung der laufenden Behandlungen

Ein entscheidender Mangel (nicht nur) der Diabetes-Versorgung ist das Fehlen einer routinemäßigen Qualitätssicherung. Obwohl bereits 1989 in der St.-Vincent-Deklaration gefordert, fehlt es in der Diabetologie der Gegenwart noch an einem validen System zur *Begleitüberwachung (Monitoring), Lenkung und Qualitätssicherung der Versorgung* sowie zur *Sammlung epidemiologischer Daten.*

Einen deutlichen Fortschritt auf diesem Weg bringen *Dokumentationssysteme zur Qualitätssicherung,* wie sie etwa im Rahmen von Qualitätszirkeln und bei Disease-Management-Programmen (z. B. Arztberichte, Reminder-Systeme) verwendet werden.

7.2.8 Strukturelle Mängel

Die strukturellen Defizite der Diabetes-Versorgung bestehen in erster Linie in der **mangelnden ärztlichen und nichtärztlichen Fachausbildung.** So fehlte es bislang an einer fachärztlichen Anerkennung der Diabetologie, die nur ein Teilgebiet der Endokrinologie darstellte. Erst in der aktuellen (Muster-)Weiterbildungsordnung der

Bundesärztekammer ist eine 18-monatige Zusatz-Weiterbildung Diabetologie vorgesehen, die zum Führen der internistischen Schwerpunktsbezeichnung „Endokrinologe und Diabetologe" berechtigt [BÄK 2004].

Auch die nichtärztlichen diabetologischen Fachberufe, wie Diabetesassistentin und Diabetesberaterin, finden bislang – außer in Rheinland-Pfalz (Diabetesberaterin) – keine staatliche Anerkennung. Beide Bezeichnungen werden lediglich von der Deutschen Diabetes-Gesellschaft in berufsbegleitenden Weiterbildungslehrgängen für Krankenschwestern, Arzthelferinnen und andere Berufe im Gesundheitswesen verliehen. Offizielle Angaben zur Anzahl der diabetologischen Hilfsberufe fehlen, im Berufsverband VDBD waren 2004 insgesamt knapp 900 Diabetesberaterinnen DDG und etwa 1.100 Diabetesassistentinnen DDG organisiert [VDBD 2004].

Darüber hinaus kommt der Medizinerausbildung an den Universitäten und medizinischen Hochschulen eine große Bedeutung zu. Den Besonderheiten der Betreuung von Diabetikern und anderer chronisch Kranker müsste hier wesentlich mehr Beachtung geschenkt werden. So sollten bereits Medizinstudenten sich mit den Konzepten des Disease- und Risk-Managements, der Prävention sowie der Qualitätssicherung und der Evaluationsforschung vertraut machen.

Literatur

Altenhofen L, Haß W, Oliveira J, Brenner G. Modernes Diabetesmanagement in der ambulanten Versorgung: Ergebnisse der wissenschaftlichen Begleitung der Diabetesvereinbarungen in der KV Nordrhein. Wissenschaftliche Reihe. Bd. 57. Köln: Dt. Ärzte-Verlag; 2002.

Assmann G, Cullen P, Schulte H. The Münster Heart Study (PROCAM) Results of follow-up at 8 years. Eur Heart J 1998; 19: A2 – A11.

Austenat E. Homepage des Austenat Diabetes Center: http://www.diab-berlin.de/de/ (download 22.04.2005).

Bartnik M, Ryden L, Ferrarti R, Malmberg K, Pyorala K, Simoons M, Standl E, Soler-Soler J, Ohrvik J; Euro Heart Survey Investigators. The prevalence of abnormal glucose regulation in patients with coronary artery disease across Europe. The Euro Heart Survey on diabetes and the heart. Eur Heart J. 2004. Nov; 25(21): 1880 – 90.

BÄK – (Muster-)Weiterbildungsordnung gemäß Beschluss 106. Deutscher Ärztetag in Köln; 2004. http://www.bundesaerztekammer.de/30/Weiterbildung/05 MWBO2003.pdf (download 08.04.2005).

Berger M, Mühlhauser I, Jörgens V. Versorgungsqualität bei Typ-1-Diabetes-mellitus. Eine Bevölkerungsanalyse im Ärztekammerbereich Nordrhein. Deutsches Ärzteblatt. 1998; 95:A-2770 – 2774.

Bertram B. Zusammenarbeit von Hausarzt und Augenarzt in der Diabetikerbetreuung: Kommunikation unerläßlich. Deutsches Ärzteblatt. 1999; 96:A-3043 – 3047.

Bundestagsdrucksache 14/4263 vom 11.10.2000, 14. Wahlperiode. Initiativantrag der Fraktionen von SPD und Bündnis 90 / Die Grünen: Ziele für die Qualitätssteigerung in der Diabetes-Versorgung.

Dahmen HG. Das diabetische Fußsyndrom und seine Risiken: Amputation, Behinderung, hohe Folgekosten. Gesundheitswesen. 1997; 58: 566 – 568.

Deutsche BKK. Der Diabetes-TÜV der Deutschen BKK. Wolfsburg; 2005. http://www.deutschebkk.de/deutschebkk/content/main_content/pdf/broschueren/DiabetesTUEV.pdf (download 22.04.2005).

Diers K. Diabetes mellitus Typ 1 und Typ 2. In: Schaefer M, Schulz M, Bearb. Manuale zur Pharmazeutischen Betreuung. Bd. 3. Eschborn: Govi-Verlag; 2002.

DiSko-Projekt. Initiativgruppe Diabetes & Sport e.V. Projektbeschreibung unter http://www.diabetes-sport.de/ (download 22.04.2005).

Eickhoff C, Schulz M. Einbindung der Apotheker in die Diabetikerversorgung. Pharm Ztg. 2000; 145: 512 – 514.

Frei U, Schober-Halstenberg HJ. Nierenersatztherapie in Deutschland. QuaSi Jahresbericht 2003/2004; Berlin 2004. http://www.quasi-niere.de/world_d.htm (download 08.04.2005).

Gerlach FM, Diel F. Entwicklung der Qualitätszirkel in Deutschland – Eine kritische Bestandsaufnahme. 10 Jahre QZ – erfolgreiche Breitenimplementierung. Tagung vom 5. – 6.9.2003 in Göttingen; 2003. http://www.aqua-institut.de/pdf/Tagung/Gerlach_Diel_QZEntwicklung.pdf (download 22.04.2005).

Giani G, Janka HU, Hauner H, et al. Epidemiologie und Verlauf des Diabetes mellitus in Deutschland. In: Scherbaum WA, Kiess W, Hrsg. Leitlinie der DDG. 2004.

Grüßer M, Hoffstadt K, Jörgens V. Vorsorgeuntersuchung zur Früherkennung der Folgeschäden bei Diabetes mellitus: Modellprojekt in Wolfsburg. Z ärztl Fortbild Qualsich. (ZaeFQ). 2000; 94: 411 – 416.

Hammes HP, Bertram B, Bornfeld N, et al. Diagnostik, Therapie und Verlaufskontrolle der diabetischen Retinopathie und Makulopathie. In: Scherbaum WA, Lauterbach KW, Renner R, Hrsg. Evidenzbasierte Diabetes-Leitlinien DDG. 1. Aufl. Deutsche Diabetes-Gesellschaft; 2000.

Hauner H, von Ferber L, Koster I. The outpatient care of diabetics. An analysis of the local compulsory medical insurance data from Dortmund. Dtsch Med Wochenschr. 1994; 119: 129 – 134.

Hauner H, Tilenius H, Haastert B und von Ferber L. Versorgung von Diabetikern in hausärztlichen Praxen. Diabetes und Stoffwechsel. 1997; 6 : 139 – 144.

Hauner H, Koster I, von Ferber L. Ambulante Versorgung von Patienten mit Diabetes mellitus im Jahr 2001. Analyse einer Versichertenstichprobe der AOK Hessen/KV Hessen. Dtsch Med Wochenschr. 2003; 128 : 2638 – 2643.

Häussler B, Berger U. Bedingungen für effektive Disease-Management-Programme. Analyse, Bewertung und Lösungsansätze für Qualität und Finanzierung. Nomos-Verlag. Baden-Baden. 2004.

Heller G, Günster, C, Schellschmidt H. Wie häufig sind Diabetes-bedingte Amputationen unterer Extremitäten in Deutschland? Dtsch Med Wochenschr. 2004; 129 : 429 – 433.

Herpertz S, Petrak F, Albus C, Hirsch A, Kruse J, Kulzer B. Psychosoziales und Diabetes mellitus. In: Deutsche Diabetes-Gesellschaft (DDG) und Deutsches Kollegium Psychosomatische Medizin (DKPM), Hrsg. Evidenzbasierte Diabetes-Leitlinie DDG. Diabetes und Stoffwechsel. 2003; 12 (Suppl. 2).

Holl RW, Grabert M, Hecker W, Klinghammer A, Renner C, Schweiggert F, Teller WM, Heinze E: Qualitätssicherung bei der Betreuung von Kindern und Jugendlichen mit Diabetes: Ein externer Vergleich in 23 pädiatrischen Diabeteszentren. Diabet. Stoffw. 1997; 6 : 83 – 90.

Icks A, Trautner C. Epidemiologie von Erblindungen, insbesondere bei Diabetes: Übersicht über vorliegende Studien. Gesundheitswesen. 1996; 58 : 85 – 90.

Jöckel KH, Babitsch B, Bellach BM, Bloomfield K, Hoffmeyer-Zlotnik J, Winkler J. Empfehlungen der Arbeitsgruppe „Epidemiologische Methoden“ in der Deutschen Arbeitsgemeinschaft Epidemiologie der Gesellschaft für Medizinische Informatik, Biometrie und Epidemiologie (GMDS) und der Deutschen Gesellschaft für Sozialmedizin und Prävention (DGSMP) zur Messung und Quantifizierung soziodemographischer Merkmale in epidemiologischen Studien. In: Ahrens W, Bellach BM, Jöckel KH, Hrsg. Messung soziodemographischer Merkmale in der Epidemiologie. RKI Schriften 1/1998. München: MMV Medizin Verlag; 1998.

Kahmen U, Schaefer M. Diabetes-Studie (I). Betreuungsmodell in Baden-Württemberg getestet. Pharm Ztg. 2001; 146 : 3774 – 3779.

KBV. Richtlinien der Kassenärztlichen Bundesvereinigung für Verfahren zur Qualitätssicherung (Qualitätssicherungs-Richtlinien der KBV) gemäß §75 Abs. 7 SGB V vom 20. Januar 2000. http://www.kvwl.de/arzt/recht/kbv-normen/qualitaets/qualit_qsich.pdf (download 22.04.2005).

Keller C, Ritz E, Pommer W, Stein G, Frank J, Schwarzbeck A. Behandlungsqualität niereninsuffizienter Diabetiker in Deutschland. Dtsch. Med. Wochenschr. 2000; 125 : 240 – 244.

Knopf H, Ellert U, Melchert HU. Bundes-Gesundheitssurvey: Sozialschicht und Gesundheit. Gesundheitswesen. 1999; 61(Sonderheft 2):S169 –S177.

Knowler WC, Barrett-Connor E, Fowler SE, et al. Diabetes Prevention Program Research Group. Reduction in the incidence of type 2 diabetes with lifestyle intervention or metformin. N Engl J Med. 2002; 346 : 393 – 403.

Khunti K, Davies M. Metabolic syndrome. BMJ 2005. 19; 331(7526) : 1153 – 4.

Liebl A, Spannheimer A, Reitberger U, Wagenpfeil S, Görtz A. Aktuelles Diabetes-Management für Patienten mit Typ-2-Diabetes in Deutschland. Ergebnisse der CODE-2-Studie. Diabetes und Stoffwechsel. 2002; 11 : 55 – 61.

Mühlhauser I, Overmann H, Bender R, Bott U, Jörgens V, Trautner C, Siegrist J, Berger M. Social status and the quality of care for adult people with Type 1 diabetes – a population-based study. Diabetologia. 1998; 41 : 1139 – 1150.

Müller UA. Pressemitteilung der Klinik für Innere Medizin III, Universitätsklinikum Jena. http://www.uni-jena.de/PM041 221_Diabetologie.html (download 22.04.2005)

Nordrheinische Gemeinsame Einrichtung Disease-Management-Programme GbR (Hrsg). Qualitätssicherungsbericht 2004. Disease-Management-Programme in Nordrhein. Hrsg.; Stand Dezember 2004. http://www.kvno.de/importiert/qualbe_dmp04.pdf (download 08.04.2005).

Olivarius NdF, Beck-Nielsen H, Andreasen AH, Hørder M and Pedersen PA. Randomised controlled trial of structured personal care of type 2 diabetes mellitus. BMJ. 2001; 323 : 1 – 9.

Phillips P, Wilson D, Beilby J, et al. Diabetes complications and risk factors in an Australian population. How well are they managed? Int J Epidemiol. 1998; 27: 853 – 859.

Piehlmeier W, Renner R, Schramm W, et al. PROSIT – A quality management system for diabetic patients with nephropathy in Germany. Diabetes, Nutrition and Metabolism. 2001; 14(N2):110 – 114.

PROSIT-Homepage 2005. http://www.prosit.de/ (download 22.04.2005).

Pyorala K, Lehto S, De Bacquer D, De Sutter J, Sans S, Keil U, Wood D, De Backer G; EUROASPIRE I Group; EUROASPIRE II Group. Risk factor management in diabetic and non-diabetic patients with coronary heart disease. Findings from the EUROASPIRE I AND II surveys. Diabetologia. 2004 Jul; 47(7) : 1257 – 65.

Rathmann W, Haastert B, Icks A, Löwel H, Meisinger C, Holle R, Giani G. High prevalence of undiagnosed diabetes mellitus in Southern Germany: Target populations for efficient screening. The KORA survey 2000. Diabetologia. 2003; 46 : 182 – 189.

Reike H, Angelkort B. Strukturen zur Behandlung von Patienten mit dem Syndrom des diabetischen Fußes (DFS). Der Internist. 1999; 40 : 1072 – 1076.

Sämann A, Köhler S, Klinger R, Mohr C, Müller UA. HbA1 c-Mapping zur Messung der Qualität der primären Versorgung von Patienten mit Diabetes mellitus in Thüringen. Z ärztl Fortbild. Qualsich. (ZaeFQ). 2002; 96 : 615 – 620.

Schiel R, Muller UA, Sprott H, Schmelzer A, Mertes B, Hunger-Dathe W, et al. The JEVIN trial: a population-based survey on the quality of diabetes care in Germany: 1994/1995 compared to 1989/1990. Diabetologia. 1997; 40 : 1350 – 1357.

Schiel R, Franke S, Appel T, Voigt U, Ross IS, Kientsch-Engel R, Muller UA, Stein G. Improvement of the quality of diabetes control and decrease in the concentrations of AGE-products in patients with type 1 and insulin-treated type 2 diabetes mellitus: results from a 10 year-prospective, population-based survey on the quality of diabetes care in Germany (JEVIN). Eur J Med Res. 2004; 9 : 391 – 399.

Sengbusch v. S, Wagner V, Kruse K: Mobile Diabetesschulung in Schleswig-Holstein. Schleswig-Holsteinisches Ärzteblatt. 2000; 53 : 17 – 18.

Siegel E. Bestandsaufnahme der Strukturen zur flächendeckenden Diabetikerversorgung in Deutschland. In: Deutsche Diabetes Union (DDU), Hrsg. Deutscher Gesundheitsbericht Diabetes 2004 – Eine Bestandsaufnahme. Mainz: Verlag Kirchheim und Co. GmbH; 2004.

Standl E, Eckert S, Fuchs C, Horstkotte D, Janka HU, Lengeling HG, Petzoldt R, Redaélli M, Sawicki P, Scherbaum WA. Strasser RH, Tschöpe D. Diabetes mellitus und Herz. In: Evidenzbasierte Diabetes-Leitlinie DDG. Scherbaum WA, Landgraf R (Hrsg.). 1. Auflage. Deutsche Diabetes-Gesellschaft 2003.

Standl E, Reuschel-Janetschek E, Schenker M, Weeder D. Diagnostischer Algorithmus KHK und Diabetes. Persönliche Korrespondenz. 2005.

SVRKAiG (2001) Sachverständigenrat für die Konzertierte Aktion im Gesundheitswesen. Bedarfsgerechtigkeit und Wirtschaftlichkeit Bd III: Über-, Unter- und Fehlversorgung. Gutachten 2000/2001.

Trautner C, Icks A, Haastert B, Plum F, Berger M. Incidence of blindness in relation to diabetes. A population-based study. Diabetes Care. 1997; 20: 1147 – 1153.

Trautner C, Haastert B, Giani G, Berger M. Incidence of blindness in southern Germany between 1990 and 1998. Diabetologia 2001 a; 44 : 147 – 150.

Trautner C, Haastert B, Spraul M, Giani G, Berger M. Unchanged incidence of lower-limb amputations in a German City, 1990 – 1998. Diabetes Care. 2001 b; 24 : 855 – 859.

Tuomilehto J, Lindstrom J, Eriksson JG, et al. Finnish Diabetes Prevention Study Group. Prevention of type 2 diabetes mellitus by changes in lifestyle among subjects with impaired glucose tolerance. N Engl J Med. 2001, 344 : 1343 – 1350.

Vartiainen E, Jousilahti P, Alfthan G, Sundvall J, Pietinen P, Puska P. Cardiovascular risk factor changes in Finland, 1972 – 1997. Int J Epidemiol. 2000; 29: 49 – 56.

VDBD. Verband der Diabetes-Beratungs- und Schulungsberufe in Deutschland e.V. (http://www.vdbd.de) Telefonische Mitteilung im September 2004.

Wittchen HU, Krause P, Hofler M, Pfister H, Ritz E, Goke B, Lehnert H, Tschope D, Kirch W, Pittrow D, Sharma AM, Bramlage P, Kupper B, Unger T. Arterielle Hypertonie, Diabetes mellitus und assoziierte Erkrankungen in der Allgemeinarztpraxis. Fortschr Med Orig. 2003. 27; 121 Suppl 1 : 19 – 27.

8 Erfahrungen aus dem Ausland

Diabetes mellitus ist eine Krankheit, die heute nicht nur in Deutschland, sondern in den meisten entwickelten Staaten sowie auch in vielen Schwellenländern durch eine hohe und tendenziell zunehmende Prävalenz und Inzidenz gekennzeichnet ist [WHO/IDF 2004]. Das oft als „weltweite Diabetesepidemie" bezeichnete Phänomen hat dazu geführt, dass die Suche nach einer medizinisch befriedigenden und zugleich finanzierbaren Diabetes-Versorgung auch im Ausland zu einem wichtigen Thema der gesundheitspolitischen Diskussion geworden ist. Es erscheint daher sinnvoll, aus den im Ausland gemachten Erfahrungen und diskutierten Strategien Anregungen für die Diabetes-Versorgung im eigenen Land zu gewinnen.

Um eine möglichst große Vielfalt von Modellen zu präsentieren, die für Deutschland relevant sein könnten, werden im folgenden Versorgungsmodelle aus drei Ländern mit sehr unterschiedlichen Gesundheitssystemen vorgestellt – dem Sozialversicherungssystem der **Niederlande,** dem staatlich organisierten System **Großbritanniens** und dem überwiegend privatwirtschaftlichen System der **USA.**

Literatur

WHO/IDF. Wild S., Roglic G, Green A, Sicree R, King H. Global Prevalence of Diabetes. Estimates for the year 2000 and projections for 2030. Diabetes Care. 2004; 27: 1047 – 1053.

8.1 Übersicht: Epidemiologie des Diabetes in anderen Ländern

Die Diabetes-Prävalenzraten der in die Darstellung der Diabetes-Versorgung im Ausland einbezogenen Länder sind in Tab. 8.**1** wiedergegeben.

Auffällig ist vor allem die deutlich erhöhte (rund doppelt so hohe) Prävalenzrate der USA im Vergleich zu den anderen europäischen Ländern.

Die Interpretation dieser Zahlen ist jedoch nicht unproblematisch. Die IDF bezieht ihre Prävalenz-Schätzungen aus ausgewählten Studien, die Mitte bis Ende der 90er Jahre durchgeführt wurden. Dabei werden gegebenenfalls altersgruppenspezifisch ermittelte Prävalenzangaben, die in einem Land gewonnen wurden, auf andere Länder, die als vergleichbar angesehen werden, übertragen. (So stammen die in Tab. 8.**1** wiedergegebenen Zahlen für die Niederlande und für Deutschland aus derselben Studie).

Tabelle 8.**1** Diabetes-Prävalenzen und -Prävalenzraten in der Bevölkerung von 20 bis 79 Jahren, ausgewählte Länder (aus: IDF Diabetes Atlas [IDF 2000])

Land	Prävalenzrate	Prävalenz
Großbritannien	3,5%	1.466.800
Niederlande	3,6%	415.900
Deutschland	4,2%	2.600.000
USA	8,0%	15.280.000

8.2 Niederlande

8.2.1 Gesundheitssystem

Das niederländische System der Sozialversicherung weist trotz prinzipieller Verwandtschaft zum deutschen Gesundheitswesen in einigen Punkten Unterschiede auf [Ministry of Health 2004]. Anders als im zweigliedrigen deutschen Gesundheitssystem, basiert die Krankenversicherung der Niederlande auf **drei Säulen:**

- einer für alle Einwohner *obligatorischen Versicherung (AWBZ)* für kostenintensive Behandlungen,
- einem *„Krankheitsfond" (Zfw)* zur Akutversorgung für alle Versicherten mit einem Einkommen unter 30.700 € (ca. 64% der Versicherten) sowie
- einem relativ starken *Privatsektor* für Versicherte, die oberhalb dieser Einkommensgrenze liegen (ca. 30% der Versicherten).

Ein weiteres Charakteristikum der niederländischen Gesundheitsversorgung ist die Rolle des **Hausarztes als Lotse** (Poortwachter), der auf Basis eines Pauschalhonorars für jeden Versicherten die Primärbehandlung vornimmt und seine Weiterbehandlung organisiert [Ministry of Health 2004 b]. Spezialisierte und stationäre Behandlungen erhält der Patient nur auf vorherige Überweisung durch den Hausarzt, bei dem jeder Versicherte fest eingeschrieben ist. Die gesamten Gesundheitsausgaben in den Niederlanden lagen 2001 mit 8,9 % des Bruttoinlandsprodukts niedriger als in Deutschland (10,7 %), wobei ein auffallend hoher Anteil von 36 % privat finanziert wurde [OECD 2004].

8.2.2 Epidemiologie des Diabetes

Die Prävalenz des Typ-2-Diabetes ist in den Niederlanden niedriger als in Deutschland oder den USA, zeigt aber wie dort eine steigende Tendenz (zu Prävalenz und Prävalenzraten siehe Tab. 8.**1**). Im Alter über 70 Jahren war jeder Zweite vom Diabetes mellitus betroffen. Die Zahl der unentdeckten Typ-2-Diabetiker wurde in epidemiologischen Studien auf 100 000 bis 400 000 geschätzt [Ministry of Health 2004 c], die Zahl der diagnostizierten Neuerkrankungen beträgt etwa 36 000 pro Jahr [Ubink-Veltmaat 2003].

Mit 1 827 € pro Jahr und Patient sind die durchschnittlichen direkten Krankheitskosten für den Typ-2-Diabetes etwa halb so hoch wie in Deutschland, der diabetesbedingte Anteil an den gesamten Gesundheitskosten beträgt nur 1,6 % [Jönsson 2002].

8.2.3 Routineversorgung des Diabetes

Die Routineversorgung des Diabetes mellitus wird in den Niederlanden **überwiegend von Hausärzten** durchgeführt [Steuten 2002]. Da nur etwa jede 8. Praxis eine Arzthelferin beschäftigt [Ministry of Health 2004 b], obliegt den meisten Ärzten auch die alleinige Organisation und Dokumentation der Behandlung. Rund 15 % der Hausärzte arbeiten daher heute mit einem *Diabetes Service* zusammen, einer Einrichtung, die Monitoring, Beratung und Schulungen für Patienten bzw. Hausärzte anbietet [Groeneveld 2001] und etwa 10 % sind in verschiedenen Formen des *Disease Management* aktiv [Steuten 2002] (siehe Kap. 8.2.5).

Die Qualität der hausärztlichen Diabetesbehandlung ist unterschiedlich. Zwar existieren allgemein akzeptierte Leitlinien, sie werden aber nicht in allen Praxen im notwendigen Maße befolgt [Groeneveld 2001]. Bei der Untersuchung der Versorgungsqualität von Typ-2-Diabetikern im Rahmen der europäischen CODE-2-Studie wiesen die Niederlande eine *durchschnittliche, in manchen Bereichen aber auch unterdurchschnittliche Versorgungsqualität* auf. So ermittelte die Studie für den mittleren HbA1 c-Wert (ca. 7,7 %) und die Zahl von Diabetespatienten ohne HbA1 c-Messung (knapp 50 %) jeweils das zweitschlechteste Resultat, für den Anteil der Patienten mit einem systolischen Blutdruck < 140 mmHg (20,1 %) sogar den niedrigsten Wert der 8 Vergleichsländer.

8.2.4 Aktuelle Themen und Entwicklungen

Angesichts der wachsenden Prävalenz des Diabetes mellitus, des zunehmend ungesunden Lebensstils in der jüngeren Bevölkerung – besonders bei schlecht Ausgebildeten, ärmeren Schichten und Immigranten – sowie der unbefriedigenden Versorgungssituation hat das niederländische Gesundheitsministerium 2 von 3 Präventionsplänen den Themen Fettsucht und Diabetes gewidmet [Ministry of Health 2004 c]. Der dritte Präventionsplan gilt der Bekämpfung des Rauchens.

Erklärtes Ziel des **Diabetes-Aktionsprogramms** ist die Verringerung der Zahl junger Typ-2-Diabetiker unter 55 Jahren. Vier Strategien sollen dazu verfolgt werden:

- Prävention durch Verringerung ungesunder Lebensstile
- frühes Erkennen von Personen mit hohem Risiko
- frühe Diagnose des Diabetes mellitus
- Verbesserungen der gegenwärtigen Diabetes-Versorgung

Zur Optimierung der Diabetes-Versorgung wird der **Aufbau einer Versorgungskette** angestrebt, in der jeder Diabetespatient eine zur Schwere seiner Erkrankung adäquate Behandlung erhält. Hierzu soll ein nationaler Versorgungsketten-Standard mit klar definierten Pflichten entwickelt werden, auf dessen Basis jede Ebene die Diabetesbehandlung unabhängig durchführen kann [Ministry of Health 2004 c].

In diesem Zusammenhang wird vom niederländischen Gesundheitsministerium auch eine **Veränderung der primärärztlichen Versorgungsstruktur** angestrebt [Ministry of Health 2004 b]. In einem zukünftigen Modell soll das derzeit staatlich-zentralistische Versorgungsmanagement durch ein *bedarfsorientiertes Management* ersetzt werden. Dabei sind sowohl *Änderungen in der Struktur der Primärversorgung* als auch in den *Zugangsbedingungen* geplant. So soll es künftig mehr in Praxen angestellte nichtärztliche „Nurses" geben und auch mehr Gemeinschaftspraxen. Darüber hinaus entstehen Ambulatorien (General Practitioner Posts), in denen von regionalen Gebietskörperschaften angestellte Ärzte arbeiten. Hinsichtlich des Zugangs werden verstärkt Telefon-Hotlines genutzt. Die Gesundheitsversicherung soll in diesem Modell vor allem von privaten Anbietern übernommen werden, die unter staatlichen Rahmenbedingungen arbeiten. Diese Rahmenbedingungen müssen aber soziale Standards wahren – im Wesentlichen durch Kontrahierungszwang und die Unzulässigkeit von risikodifferenzierten Prämien. Versicherte sollen jedoch die Möglichkeit bekommen, unter verschiedenen Prämien- bzw. Selbstbehaltsmodellen zu wählen. So könnte auch der Zugang zur Versorgung reglementiert werden, sodass Versicherte z. B. günstigere Prämien erhalten, wenn sie sich verpflichten, zunächst den Hausarzt aufzusuchen (Hausarztmodell).

8.2.5 Für Deutschland potenziell interessante Konzepte

In den Niederlanden wurden in den letzten Jahren eine Reihe neuer Versorgungsstrukturen für den Diabetes eingeführt, erprobt und wissenschaftlich begleitet [Groeneveld 2001, Renders 2003, Vrijhoef 2001 a, Vrijhoef 2001 b, Valk 2001, Rutten 2001]. Im Folgenden werden zwei Beispiele vorgestellt, die auch für Deutschland relevant sein könnten.

1. Diabetes Services

Eine relativ große Verbreitung hat in den Niederlanden heute die Zusammenarbeit von Hausärzten mit einem „Diabetes Service" gefunden (siehe Kap. 8.2.3). Hierbei handelt es sich um ehemals reine Laborpraxen, die sich zu *Serviceeinrichtungen für Monitoring, Beratung und Schulung von Patienten mit Typ-2-Diabetes* entwickelt haben. Sie übernehmen damit wichtige Routine-Aufgaben der Diabetiker-Betreuung und entlasten den Hausarzt. Die Inanspruchnahme eines Diabetes-Service ist weder für den Hausarzt noch für den Patienten mit zusätzlichen Kosten verbunden. Studien zufolge bietet die Zusammenarbeit von Hausarztpraxen mit einen Diabetes Service zumindest für schlecht eingestellte Diabetespatienten deutliche Vorteile in Bezug auf Blutzuckerspiegel und HbA1 c-Wert [Renders 2003, Groeneveld 2001].

2. Von Shared Care zum Disease Management

Als Vorläufer des Disease Managements wurden in den Niederlanden so genannte **Shared-Care-Modelle** eingeführt, in denen Endokrinologen, Diabetesassistentinnen (Nurse specialists) und Hausärzte die Versorgung des Diabetes mellitus arbeitsteilig durchführen. Im Maastrichter Shared-Care-Modell, das 1997 in einer Ambulanz-Klinik und angeschlossenen Hausarztpraxen implementiert wurde, übernahmen bei stabil eingestellten Typ-2-Diabetikern speziell ausgebildete Diabetesassistentinnen wesentliche Teile der traditionell von Endokrinologen durchgeführten Versorgungsvorgänge – u. a. Anamnese, körperliche Untersuchungen, Labordatenbewertung, Organisation und Koordination der Behandlung sowie Beratung und Schulung von Patienten. Bei Problemen oder erweitertem Behandlungsbedarf, wandte sich die „Diabetes Nurse" an den Hausarzt oder den Endokrinologen. Arbeitsplatz der Diabetesassistentinnen war die Praxis des Hausarztes, der letztlich auch die Verantwortung für die Versorgung des Patienten behielt [Vrijhoef 2001 b].

Eine Untersuchung der Ergebnisqualitäten des Shared-Care-Modells und der traditionellen Versorgung ergab generell vergleichbare Resultate, bei der glykämischen Kontrolle sogar Vorteile für das Diabetesassistentinnen-Modell [Vrijhoef 2001 b].

Auf Grund dieser positiven Evaluation wurde das Maastrichter Shared-Care-Modell zu einem Disease-Management-Programm weiterentwickelt und das Patientenspektrum erweitert. Patienten mit hohem Betreuungsbedarf werden nun vornehmlich von einem Endokrinologen betreut, während die Diabetesassistentin für Patienten mit mittlerem und der Hausarzt für Diabetiker mit niedrigem Betreuungsbedarf verantwortlich ist. Die Versorgung erfolgt in enger Kooperation der verschiedenen Leistungserbringer nach einem leitliniengesteuerten Protokoll, wobei der Prävention und rechtzeitigen Erkennung von Komplikationen hohe Priorität beigemessen wird [Vrijhoef 2001 a].

Literatur

Groeneveld Y, Petri H, Hermans J, Springer M. An assessment of structured care assistance in the management of patients with type 2 diabetes in general practice. Scand J Prim Health Care. 2001; 19: 25–30.

IDF Diabetes Atlas 2000. International Diabetes Federation, Hrsg. (ISBN 2-930229-14-4). Brüssel; 2000.

Jönsson B. Revealing the cost of Type II diabetes in Europe. Diabetologia. 2002; 45(Suppl. 1):S13-S17.

Ministry of Health, Welfare and Sport, Hrsg. Health Insurance in the Netherlands. Status as of 1 January 2004. International Publication Series Health, Welfare and Sport. no. 1 E. The Hague; 2004 a.

Ministry of Health, Welfare and Sport, Hrsg. The Function of Primary Healthcare. Policy Items of the Ministry of Health, Welfare and Sport. no. 8 E. The Hague; 2004 b. http://www.minvws.nl/en/ (download 17.08.2004).

Ministry of Health, Welfare and Sport, Hrsg. Living longer in good health. Also a question of healthy lifestyle. Netherlands Health-Care Prevention Policy. International Publication Series Health, Welfare and Sport. no. 19. The Hague; 2004 c. http://www.minvws.nl/en/ (download 17.08.2004).

OECD 2004. The OECD Health Project. Towards high-performing health systems. Summary report. (ISBN 92 640 15 558). http://www.oecd.org/dataoecd/7/58/31 785 551.pdf (download 12.09.2004).

Renders CM, Valk GD, de Sonnaville, et al. Diabet Med. 2003; 20: 846–852.

Rutten GE, Maaijen J et al. The Utrecht Diabetes Project: telemedicine support improves GP care in type 2 diabetes. Diabet Med. 2001; 18: 459–463.

Steuten LMG, Vrijhoef HJM, Spreeuwenberg C, Van Merode GG. Participation of general practitioners in disease management: experiences from the Netherlands. International Journal of Integrated Care. 2002; 2: 1–7 www.ijic.org.

Ubink-Veltmaat LJ, Bilo HJ, et al. Prevalence, incidence and mortality of type 2 diabetes mellitus revisited: a prospective population-based study in The Netherlands (ZODIAC-1). Eur J Epidemiol. 2003; 18: 793–800.

Valk GD, Kriegsman DM, et al. Treatment of diabetes mellitus type 2 in family practice. Ned Tijdschr Geneeskd. 2001; 145: 1536–1540.

Vrijhoef HJM, Spreeuwenberg C, Eijkelberg IMJG, Wolffenbuttel BHR, van Merode GG. Adoption of disease management model for diabetes in region of Maastricht. BMJ. 2001 a; 323: 983–985.

Vrijhoef HJ, Diederiks JP, et al. Substitution model with central role for nurse specialist is justified in the care for stable type 2 diabetic outpatients. J Adv Nurs. 2001 b; 36: 546–555.

8.3 Großbritannien

8.3.1 Gesundheitssystem

Der britische **National Health Service (NHS)** wurde vor über 50 Jahren als ein rein steuerfinanziertes Gesundheitssystem eingeführt, das seiner Bevölkerung nahezu sämtliche medizinisch notwendigen Leistungen kostenlos zur Verfügung stellte. Heute sind zwar immer noch die meisten ärztlichen Leistungen kostenfrei, doch müssen für Medikamente, zahn- und augenärztliche Leistungen in der Regel Zuzahlungen entrichtet werden. Dennoch ist der NHS in den letzten Jahren durch einen *Mangel an Investitionen* und – in Teilbereichen – *lange Wartezeiten* und *vergleichsweise geringe Standards* gekennzeichnet [Botschaft 2004].

Aus diesem Grund führt das britische Gesundheitsministerium seit dem Jahr 2000 ein umfassendes Modernisierungsprogramm durch, das durch die Bereitstellung jährlich steigender zusätzlicher Mittel aus dem Staatshaushalt finanziert wird. Bis zum Jahr 2007/08 sollen die gesamten Ausgaben für das Gesundheitswesen von 7,6% (2001) auf 9,4% erhöht werden.

8.3.2 Epidemiologie des Diabetes

Die Prävalenzrate des Diabetes mellitus in Großbritannien ist etwas geringer als in Deutschland. Zu Prävalenz und Prävalenzraten siehe Tab. 8.**1** (S. 60). Die Dunkelziffer liegt bei etwa 1 Mio. undiagnostizierter Fälle [Diabetes UK/BBC 2002]. Zwischen 1994 und 1998 wurde in England und Wales ein Anstieg der Diabetes-Prävalenz um 18% bei Männern und 20% bei Frauen beobachtet [Diabetes Statistics 2004]. Die direkten Krankheitskosten des Diabetes mellitus betragen etwa 5% der Gesamtausgaben des NHS [Diabetes NSF Team 2003].

8.3.3 Routineversorgung des Diabetes

Ähnlich wie in den Niederlanden existiert in Großbritannien ein Lotsensystem, in dem der **Hausarzt (General Practitioner)** die Primärversorgung des Typ-2-Diabetes übernimmt und die Weiterbehandlung organisiert. Die Regelversorgung von Typ-1-Diabetikern erfolgt dagegen meist in der **Diabetesklinik eines Krankenhauses** [Hiscock 2001]. In den Hausarztpraxen sind Interesse und Spezialisierung für den Diabetes sowie die Zusammenarbeit mit Diabeteskliniken unterschiedlich stark ausgeprägt [Williams 2002]. Ein hoher Anteil der Hausärzte wendet bereits ein *Recall-System* (89%) an und drei Viertel der Hausärzte betreiben eine *„Diabetes-Miniklinik"*, die es ermöglicht, an einem Termin einen diabetesbezogenen Gesundheitsstatus (inbesondere hinsichtlich vorliegender Komplikationen) zu erheben [Khunti 2001 b].

Eine Analyse der Prozess- und Ergebnisqualität in der Primärversorgung des Diabetes ergab eine große Bandbreite in der Zahl der durchgeführten Vorsorgeuntersuchungen und in der Blutzuckereinstellung. Hausarztpraxen mit einem Recall-System und Diabetes-Minikliniken erreichten dabei eine höhere Versorgungsqualität [Khunti 2001 a]. Im Vergleich mit anderen europäischen Staaten weist Großbritannien jedoch den *ungünstigsten mittleren HbA1 c-Wert* (7,8%) und eine *höhere Rate von Folgekomplikationen* auf [Liebl 2002, Diabetes NSF Team 2003].

8.3.4 Aktuelle Themen und Entwicklungen

Die wachsende Zahl von Menschen mit Diabetes mellitus und die unterschiedliche Qualität der Diabetes-Versorgung hat in Großbritannien zu verstärkten politischen Anstrengungen mit dem Ziel einer flächendeckenden Optimierung der Diabetes-Versorgung geführt. Mit der Herausgabe des **Nationalen Rahmenplans für den Diabetes** (*National Service Framework [NSF] for Diabetes*) legte das britische Gesundheitsministerium zwischen 2001 und 2003 Standards und Strategien für eine leitliniengerechte Versorgung vor, die innerhalb der nächsten 10 Jahre in den Einrichtungen des NHS implementiert werden sollen [Diabetes NSF Team 2003, Mayor 2003].

Die 12 im NSF formulierten Standards haben u.a. das Ziel, die *Zahl der Diabetes-Neuerkrankungen und Folgekomplikationen zu reduzieren, eine qualitativ bessere, strukturiertere und an den Bedürfnissen der Patienten orientierte Behandlung zu sichern* sowie *das Selbst-Management der Diabetespatienten zu fördern*. Ein besonderes Augenmerk gilt dabei der Verbesserung der Situation von Personen mit erhöhtem Diabetesrisiko, zu denen Angehörige ethnischer Minderheiten und sozial Benachteiligte gehören [Diabetes NSF Team 2003].

Die Implementierung der NSF-Standards in die alltägliche Praxis ist in mehreren Schritten geplant. Zunächst sollen Vertreter von Leistungserbringern und Betroffenen **lokale Diabetes-Netzwerke** (*Primary Care Trusts [PCT]*) bilden, die die Umsetzung vor Ort planen und organisieren. Im zweiten Schritt ist vorgesehen, bis 2006 mindestens 80% der Diabetiker einem *systematischen Retinopathie-Screening* zu unterziehen, ein *Diabetes-Register* aufzubauen und *individuelle Behandlungspläne* zu entwickeln. Eine wichtige Rolle kommt dabei **Diabetes UK** zu, der wichtigsten Selbsthilfeorganisation der britischen Diabetiker, die mit ihrem eigenen „Strategieplan 2004–2007" die Implementierung des von der Regierung dominierten Aktionsplans beeinflussen will (siehe Kap. 8.3.5) [Diabetes UK 2004, PCT 2004].

Ein Jahr nach Start des NSF-Diabetesplans liegen erste Ergebnisse vor [NSF 2004]. So wurde u.a. ein Nationaler Klinischer Direktor für Diabetes ernannt, das Programm der NHS-Modernisierungsagentur verbreitet, eine Diabetes-Belegschaftsgruppe formiert, die sich u.a. mit der Erneuerung der Berufsbilder in der Diabetes-Versorgung beschäftigt [NHS 2002] und eine Reihe von Forschungsaktivitäten begonnen, u.a. zur Evidenz von Screening-Verfahren.

8.3.5 Für Deutschland potenziell interessante Konzepte

Obwohl das staatliche britische Gesundheitssystem prinzipiell andere Bedingungen aufweist als das durch eine Selbstverwaltung von Kostenträgern und Leistungserbringern geprägte deutsche System, gibt es einige Konzepte, die systemunabhängig implementiert werden können.

1. Monitoring Standards

Im Zuge der geplanten Qualitätsverbesserungen in der Diabetes-Versorgung des NHS wurden von einer Arbeitsgruppe des britischen Gesundheitsministeriums „ideale Ergebnisindikatoren" vorgeschlagen, die ein *kontinuierliches Monitoring der Versorgungsprozesse* sowie *Vergleiche zwischen verschiedenen Anbietern und Patientengruppen* erlauben sollen [Home 1999].

Zu den routinemäßig zu erfassenden Indikatoren zählen dabei

- die Prävalenz des Diabetes,
- die Zahl der Patienten mit schweren Hypo- und Hyperglykämien,
- Mortalitätsindikatoren und – in periodischen Surveys –
- die Prävalenz der Fettsucht.

In Abhängigkeit von den lokalen Möglichkeiten werden zudem weitere Indikatoren vorgeschlagen, darunter

- die Prävalenz von Risikofaktoren (Rauchen, Fettsucht und Hypertonie),
- die Zahl der Patienten mit HbA1c-Werten > 7,5 %,
- Prävalenz und Inzidenz von Spät- und Akutkomplikationen und – in periodischen Surveys –
- die Zahl der Patienten mit einer Nierenersatztherapie.

Die Einführung weiterer Ergebnisparameter wird von der Schaffung der notwendigen IT-Voraussetzungen und einem Beweis ihrer Effektivität abhängig gemacht.

2. Einbeziehung der Patienten

Zur Sicherstellung der im NSF-Diabetesplan geplanten Einbeziehung der Patienten in die lokale Diabetes-Versorgung hat die Patientenorganisation **Diabetes UK** eine *eigene Leitlinie für die Arbeit der Primary Care Trusts (PCTs)* entwickelt (siehe Kap. 8.3.4 u. PCT 2004). Darin werden verschiedene Aktionen beschrieben, die zur Realisierung der Nutzerbeteiligung in den PCTs führen sollen.

Hierzu zählen u. a.

- die Entwicklung einer Strategie zur Beteiligung der Betroffenen auf jeder Stufe der Planung, der Priorisierung und Überwachung der Versorgung,
- die Implementierung von Diabetes-Planungsgruppen unter Beteiligung von mindestens zwei Betroffenenvertretern,
- die Schaffung von Mechanismen zur Sicherstellung der Beteiligung einer breiteren Nutzerschicht sowie
- Unterstützung und Training der Betroffenenvertreter.

Literatur

BHF British Heart Foundation. Estimates of numbers of people with diabetes by sex and age. United Kingdom; 2002. http://www.heartstats.org/atoz-page.asp?id = 1912 (download 12.09.2004).

Botschaft 2004. Das Gesundheitssystem in Großbritannien. http://www.britischebotschaft.de/pdf/NHS_ger.pdf (download 12.09.2004).

Diabetes NSF Team. National Service Framework for Diabetes: Standards. London: Department of Health; 2003. http://www.doh.gov.uk/nsf/diabetes.htm.

Diabetes UK Strategic Plan 2004 – 2007. Diabetes UK. www.diabetes.org.uk (download 19.08.2004).

Diabetes Statistics from National Statistics Office. http://www.statistics.gov.uk (download 18.08.2004).

Diabetes UK/BBC 2002 – Diabetes in the United Kingdom-1996. A British Diabetic Association Report (BDA Diabetes in the UK 1996.doc) http://www.diabetes.org.uk/catalogue/reports.htm (access: 12.09.2004)

Hiscock J, Legard R, Snape D. Listening to Diabetes Service Users: Qualitative Findings for the Diabetes National Service Framework. London: Department of Health (Diabetes National Service Framework); 2001.

Home P, Coles J, Goldacre M, Mason A, Wilkinson E, eds. Health Outcome Indicators: Diabetes. Report of a working group to the Department of Health. Oxford: National Centre for Health Outcomes Development; 1999.

Khunti K, Ganguli S, Baker R, Lowy A. Features of primary care associated with variations in process and outcome of care of people with diabetes. Br J Gen Pract. 2001 a; 51 : 356 – 60.

Khunti K., S. Ganguli and Lowy A. Inequalities in provision of systematic care for patients with diabetes. Fam Pract. 2001 b; 18 : 27 – 32.

Liebl A, Mata M, Eschwege E. Evaluation of risk factors for development of complications in Type II diabetes in Europe. Diabetologia. 2002; 45 (Suppl. 1):S23-S28.

Mayor S. Government publishes strategy to improve diabetes care. BMJ. 2003; 326 : 121.

NHS Modernisation Agency, ed. NHS – Workforce Matters. A guide to role redesign in diabetes care. London: Department of Health; 2002.

NSF – National Service Framework for Diabetes. One Year On. London: Department of Health; 2004.

PCT – Guidance for Primary Care Trusts (PCTs). User Involvement & the Diabetes National Service Framework (NSF). www.diabetes.org.uk (download 19.08.2004).

Williams DRR, Baxter HS, Airey CM, Ali S, Turner B. Diabetes UK funded surveys of the structural provision of primary care diabetes services in the UK. Diabet Med. 2002; 19(Suppl.4):21 – 26.

8.4 USA

8.4.1 Gesundheitssystem

Das Gesundheitssystem der USA unterscheidet sich von den europäischen Systemen vor allem durch das *Fehlen eines allgemeinen staatlichen Versicherungsprogramms* und den *hohen Anteil (14%) nichtversicherter Personen.* Zudem beanspruchen die Krankheitsausgaben in den USA mit 14% des Bruttoinlandsprodukts den *höchsten Kostenanteil innerhalb der OECD-Staaten* [Docteur 2003].

Die Versicherung der individuellen Gesundheitsrisiken erfolgt in den USA in Abhängigkeit vom Alter und sozialen Status. Die meisten US-Amerikaner im berufstätigen Alter sind Mitglied in einer **Privatversicherung** (75%) und Menschen über 65 Jahren sind im staatlichen Sozialversicherungsprogramm **Medicare** versichert. **Medicaid** (10,4%) und andere staatliche Organisationen fungieren als soziales Netz, das den ärmsten Schichten und Personen mit extrem hohen Krankheitskosten die medizinische Versorgung sichert [Docteur 2003].

Ähnlich vielfältig wie die Versicherungslandschaft ist in den USA das Angebot an medizinischen Versorgungsmodellen. Nachdem bis Anfang der 90er Jahre die auch in Deutschland übliche Einzelleistungsvergütung (*fee-for-service*) mit freier Arztwahl vorherrschte, haben sich heute – außer bei Medicare – verschiedene Formen der **Managed Care Organisation (MCO)** durchgesetzt. Managed Care bezeichnet Krankenversicherungen, die aktiven Einfluss auf Art und Umfang der Behandlung nehmen und bei denen die Leistungserbringer von den Versicherungsgebern kontrahiert oder direkt angestellt werden. Angeschoben wurde die Entwicklung von den Privatversicherungen, die in MCOs ein ideales Instrument zur Kostenkontrolle sahen. Die anfangs u. a. durch eine verringerte Inanspruchnahme im stationären Sektor erzielten Kostenvorteile der MCOs, scheinen seit Mitte der 90er Jahre aber weitgehend aufgebraucht zu sein [Weinick 2000].

Auf Grund vielfältiger Einschränkungen und offenkundiger Qualitätsmängel in der Versorgung entwickelte sich bei Patienten, Leistungserbringern und in der Politik Widerstand gegen allzu stark reglementierende Formen des Managed Care. Dies führte Mitte der 90er Jahre zur Verabschiedung einer Reihe von Gesetzen, die Mindeststandards in der medizinischen Versorgung festlegten und die Patientenrechte stärkten (*Patient's Bill of Rights*) [Docteur 2003]. Heute existieren verschiedene Formen des Managed Care in den USA. Sie reichen von Lotsenarzt-Modellen mit relativ freier Primärarztwahl im so genannten *Point-of-Services-(POS-)System* über größere kontrahierte Ärztenetze und Kliniken in *Preferred Provider Organizations (PPO)* bis hin zu kleineren Ärztenetzen, so genannter *Health Maintenance Organizations (HMO)* mit fest angestellten Ärzten.

8.4.2 Epidemiologie des Diabetes

Der Diabetes mellitus hat in den USA heute eine *deutlich höhere Prävalenz als in Europa.* Zu Prävalenz und Prävalenzraten siehe Tab. 8.**1** (S. 60). Zusammen mit vermutlich 5,2 Mio. Menschen mit undiagnostiziertem Diabetes liegt ihr Anteil bei 6,3% [CDC 2004]. Bei erwachsenen US-Amerikanern ist eine Zunahme der Prävalenz des diagnostizierten Diabetes zwischen 1997 und 2002 von 5,3% auf 6,5% dokumentiert [Freid 2003]. Auch bei Kindern und Jugendlichen wird eine Zunahme des Typ-2-Diabetes vermutet, vor allem in ethnischen Minderheiten [CDC 2004]. Ebenfalls eine steigende Tendenz zeigt die Zahl der Diabetes-Neuerkrankungen bei den über 20-Jährigen, die 2002 etwa 1,3 Mio. betrug [CDC 2004, AHRQ 2004].

Die direkten Krankheitskosten des Diabetes mellitus in den USA wurden 2002 auf etwa 91,8 Mrd. US$ geschätzt. Zusammen mit indirekten Kosten von etwa 40 Mrd. US$ beträgt die geschätzte Gesamtbelastung 132 Mrd. US$ [ADA 2003].

8.4.3 Routineversorgung des Diabetes

Angesichts der vielfältigen Versorgungs- und Versicherungsmodelle in den USA ist eine allgemeingültige Routineversorgung des Diabetes kaum zu benennen. Auf Grund der höheren Diabetesprävalenz im Alter und bei Angehörigen sozial schwacher Schichten ist von einem *überproportionalen Anteil von Versicherten mit Typ-2-Diabetes bei den staatlichen Versicherungen Medicare und Medicaid* auszugehen, die in der Regel die traditionelle Einzelleistungsvergütung, zum Teil aber auch Formen des Managed Care anbieten. MCO-Modelle überwiegen dagegen bei den Privatversicherten [Docteur 2003].

Bei einem Vergleich der in den drei Versicherungssystemen erzielten Versorgungsqualitäten wurden für das Jahr 2002 zwar allgemein positive Trends festgestellt, aber auch *deutliche Qualitätsunterschiede* [NCQA 2003]. So zeigten Medicare-Versicherte bei allen 6 Ergebnis-Indikatoren (Kontrolluntersuchungen, HbA1 c- und Lipid-Werte) die besten, Medicaid-Versicherte dagegen durchweg die ungünstigsten Werte, was auf die allgemein höhere gesundheitliche Belastung in der Unterschicht zurückgeführt werden kann. Eine andere aktuelle Untersuchung ergab, *dass landesweit weniger als 12 % aller Diabetiker die von der amerikanischen Diabetesgesellschaft ADA empfohlenen Ziele für den HbA1 c-Wert (< 7 %), Blutdruck (< 130/80 mmHg) und Cholesterin (≤ 200 mg/dl) erreichen.* Zudem hatte sich die Zahl der Diabeteserkrankten, die diese Zielwerte erreichen, in den letzten 10 Jahren kaum verändert [NIH 2004].

8.4.4 Aktuelle Themen und Entwicklungen

Auf Grund der auch in den USA bestehenden großen Differenz zwischen dem tatsächlichen Behandlungserfolg und den theoretisch durch Anwendung einer leitliniengerechten Therapie erreichbaren Ergebnissen (Qualitätslücke oder *quality gap*), hat das **Institute of Medicine (IOM)** den Diabetes mellitus zu einem von 20 prioritären Aktionsfeldern für eine Transformation des Versorgungssystems erklärt [AHRQ 2004, IOM 2003]. Primäres Ziel dieses Umbaus in Bezug auf den Diabetes ist die *Verhinderung der Progression der Erkrankung* durch ein *frühzeitiges und adäquates Management.*

Zu den in den USA diskutierten Strategien zur Schließung der Qualitätslücke in der Diabetes-Versorgung gehören u. a. Remindersysteme für den Hausarzt und den Patienten, elektronischer Transfer von Behandlungsdaten zwischen Klinikambulanzen und Hausärzten oder kontinuierliche Schulungen für Ärzte und Patienten. Eine von der staatlichen **Agency for Healthcare Research and Quality (AHRQ)** in Auftrag gegebene Literaturstudie kommt zu dem Schluss, dass eine Kombination von mindestens zwei solcher Strategien einen größeren Effekt auf die Behandlungsqualität hat, als die Anwendung nur einer Methode. Dabei erwies sich jedoch keine der erprobten Strategien gegenüber anderen als klar überlegen [AHRQ 2004]. In einer weiteren großen Studie wird derzeit der Einfluss verschiedener Managed-Care-Modelle auf die Prozess- und Ergebnisqualität der Diabetes-Versorgung erforscht [TRIAD 2002]. Auswertungen, die Rückschlüsse auf mehr oder weniger erfolgreiche Modelle zulassen, liegen jedoch noch nicht vor.

8.4.5 Für Deutschland potenziell interessante Konzepte

1. Disease-Management-Programme in HMOs

Die in Deutschland eingeführten Disease-Management-Programme (DMP) gehen im Wesentlichen auf Vorbilder in den USA zurück, wo DMP häufig innerhalb eines Managed-Care-Modells implementiert sind [Lauterbach 2002]. Ein Beispiel dafür ist das **DMP „Living Healthy with Diabetes“** der John Deere Health Care, einer HMO, die seit 1998 etwa 20.000 Diabetiker in 5 Staaten der USA betreut. Das DMP verfügt über ein *Remindersystem für nichtsymptomatische Diabetiker* sowie ein *Case-Management-System für Diabetiker mit Komplikationen oder Risikofaktoren.* Ein Jahr nach Implementierung des DMP konnten deutliche Verbesserungen in der Kontrollhäufigkeit und bei HbA1 c-Werten sowie Verminderungen bei der Zahl der Krankenhauseinweisungen und -verweildauern erzielt werden. Gleichzeitig wurden die Kosten pro Diabetiker um 12 % gesenkt [Steffens 2000]. Unklar bleiben bei diesem DMP aber Einschreibekriterien, das Vorliegen einer Risikoselektion und die Gesamtkosten [Lauterbach 2002].

2. Patienten-Selbstverantwortung – zwischen Empowerment und Kostenbeteiligung

Nach dem Rückschlag für die stark reglementierenden Managed-Care-Modelle hat bei den privaten Krankenversicherungen in den USA ein Umdenken beim Produktdesign und in der Preisgestaltung stattgefunden. Ging es zuvor im Wesentlichen um eine kostenwirksame Steuerung des Arztverhaltens, versuchen große Versicherungen heute, das Verhalten der Versicherten durch bestimmte Vertragsgestaltungen zu beeinflussen: etwa durch Zuzahlungen für ein größeres Leistungsangebot oder durch Bonusregelungen für Versicherte, die eine aktive Gesundheitsvorsorge betreiben [Robinson 2004]. Auf der anderen Seite fordert die Diabetikerorganisation ADA von den Krankenversicherungen, die Kostenübernahme für Diabetikerschulungen, für Hilfsmittel zur Selbstkontrolle und für Medikamente bereits in ihren Basisprogrammen zu garantieren, sodass sie allen Versicherten ohne Zuzahlungen zur Verfügung stehen [ADA 2004]. Somit stehen in den USA zwei Interpretationen der Patienten-Selbstverantwortung zur Diskussion – Kostenbeteiligung versus Empowerment –, die auch in Deutschland an Bedeutung gewinnen könnten.

Literatur

ADA 2003. Economic Costs of Diabetes in the U.S. in 2002. Diabetes Care. 2003; 26: 917–932.

ADA – American Diabetes Association Position Statements. Third-Party Reimbursement for Diabetes Care, Self-Management Education, and Supplies. Diabetes Care. 2004; 27: S136-S137.

AHRQ. Agency for Healthcare Research and Quality, ed. Closing the Quality Gap: A Critical Analysis of Diabetes Care Strategies. U.S. Department of Health and Human Services, Public Health Service; 2004: AHRQ Pub No. 04-P017.

CDC – Centers for Disease Control and Prevention. National diabetes fact sheet: general information and national estimates on diabetes in the United States, 2003. rev. ed. Atlanta, GA: U.S. Department of Health and Human Services, Centers for Disease Control and Prevention; 2004.

Docteur E, Suppanz H, Woo J. The US Health System: An Assessment and Prospective Directions for Reform. OECD Economics Department Working Papers. No. 350. 2003.

Freid VM, Prager K, MacKay AP, Xia H. Chartbook on Trends in the Health of Americans. Health, United States, 2003. Hyattsville, Maryland: National Center for Health Statistics; 2003.

IOM – Institute of Medicine - Board on Health Care. Adams K, Corrigan JM, eds. Services Priority Areas for National Action: Transforming Health Care Quality. Committee on Identifying Priority Areas for Quality Improvement; 2003. http://www4.nationalacademies.org/news.nsf/isbn/03 09085438? (download 12.09.2004).

Lauterbach KW. Disease Management in Deutschland – Voraussetzungen, Rahmenbedingungen, Faktoren zur Entwicklung, Implementierung und Evaluation. Gutachten im Auftrag der VdAK und des AEV; 2002.

NCQA. The State of Health Care Quality 2003. Industry Trends and Analysis. Washington: National Committee for Quality Assurance; 2003. www.ncqa.org (download 17.08.2004).

NIH – Most People with Diabetes Do Not Meet Treatment Goals. Study finds little improvement in last decade. NIH (National Institute of Health); January 20, 2004. [press release]

Robinson JC. Reinvention of health insurance in the consumer era. JAMA. 2004; 291: 1880–1886.

Steffens B. Cost-Effective Management of Type 2 Diabetes: Providing Quality Care in a Cost-Constrained Environment. Am J Manag Care. 2000; 6 (Suppl.):S697-S703.

TRIAD. The Translating Research Into Action for Diabetes (TRIAD): a multi-center study of diabetes in managed care. Diabetes Care. 2002; 25: 386–389. http://www.triadstudy.org.

Weinick RM, Cohen JW. Leveling The Playing Field: Managed Care Enrollment And Hospital Use, 1987–1996. Health Affairs. 2000, 19: 178–184.

9 Entwicklungsperspektiven

- Eine weitere Zunahme von Typ-2-Diabetes ist wahrscheinlich.
- Trotz eines differenzierten Bildes ist insgesamt von einer Zunahme verhaltensbedingter Risikofaktoren auszugehen.
- Diabetes und das Vorkommen von verhaltensbedingten Risikofaktoren weisen einen deutlichen Schichtgradienten auf.
- Zunehmende Qualifizierung und Spezialisierung von Einrichtungen und Behandlern sowie eine stärkere Aktivierung der Patienten kennzeichnen die Entwicklungen der Diabetiker-Versorgung.
- Schwerpunktpraxen, Modellvorhaben, Strukturverträge und DMP haben die Diabetiker-Versorgung verbessert.
- Der Wandel der Diabetiker-Versorgung wird sich fortsetzen.
- Die Insulintherapie wurde in der Vergangenheit immer weiter entwickelt. Weitere Verbesserungen sind zu erwarten.
- Zur Unterstützung der individuellen Therapieplanung spielt zunehmend die Ermittlung persönlicher Risiken und Potenziale eine Rolle. Dafür stehen inzwischen computergestützte Tools bereit.

Nachdem die Kap. 2 bis 7 des Weißbuches der *Bestandsaufnahme der Diabetes-Versorgung in Deutschland* gewidmet waren, soll in den Kap. 9 bis 11 der Blick auf die Zukunft gerichtet werden: *Mögliche und wahrscheinliche Entwicklungen* werden dargestellt, beurteilt und *Versorgungsziele* sowie der *Handlungsbedarf* definiert.

Als erster Schritt für die Analyse von Zukunftsentwicklungen beschäftigt sich das folgende Kapitel damit, welche bereits vorhandenen Entwicklungslinien sich finden lassen und welche Bedeutung sie für die nächsten Jahre haben werden. So war die Diabetiker-Versorgung in den vergangenen 5 bis 15 Jahren vor allem durch epidemiologische Veränderungen, medikamentöse und technische Entwicklungen sowie eine umfangreiche Weiterentwicklung und Differenzierung der Versorgungsangebote geprägt.

9.1 Epidemiologie und Gesellschaft

Auf Grund fehlender, aktueller populationsbezogener Daten zur *Prävalenz des Diabetes mellitus* ist eine umfassende Aussage, ob die Zahl der Neuerkrankungen in den vergangenen Jahren zugenommen hat, nicht möglich. Betrachtet man jedoch die zunehmende Prävalenz von Risikofaktoren, so ist gegenwärtig und zukünftig von einer steigenden Zahl an Neuerkrankungen von Typ-2-Diabetes in Deutschland auszugehen. Wichtig ist zudem die demographische Entwicklung der Bevölkerung. Da die Menschen immer älter werden, muss zusätzlich mit einem deutlichen Anstieg der Diabetes-Prävalenz gerechnet werden.

Aktuell ist von 5 bis 6 Mio. behandelten Diabetikern in Deutschland auszugehen. Rund 90% davon sind Typ-2-Diabetiker. Die Zahl der Diabetiker wird bis zum Jahr 2010 noch deutlich zunehmen.

Umfangreich ist hingegen die Datenlage zu aktuellen Entwicklungen der wichtigsten *verhaltensbedingten Risikofaktoren*, vor allem für den Typ-2-Diabetes. Dazu gehören *Übergewicht* und *mangelnde körperliche Aktivität*. So war zwischen 1991 und 1998 eine Zunahme der Prävalenz der Adipositas von bis zu 2% zu beobachten. Nach Ergebnissen des Mikrozensus 1999 und des Bundes-Gesundheitssurveys von 1998 ist derzeit mehr als die Hälfte der Bevölkerung Deutschlands zwischen 18 und 79 Jahren übergewichtig und etwa jeder Fünfte adipös. Auch bei Kindern und Jugendlichen ist in den vergangenen Jahren eine Zunahme der Adipositas in einigen Regionen zu beobachten.

Gleichzeitig hat in Teilbereichen der Bevölkerung – in bestimmten Altersgruppen – der Anteil körperlich Inaktiver zugenommen. Zwar stieg zwischen 1991 und 1998 insgesamt betrachtet der Anteil der körperlich Aktiven um rund 5%. Dies ist vor allem auf verstärkte körperliche Aktivität in mittleren und älteren Generationen zurückzuführen. Aber vor allem jüngere Männer und Frauen bewegen sich immer weniger.

Diabetes-Prävalenzdaten und Vorkommen von verhaltensbedingten Risikofaktoren weisen zudem einen deutlichen *Schichtgradienten* auf. So besitzt der nichtinsulinpflichtige Diabetes mellitus bei Männern und Frauen aus der Unterschicht mit 5,6 bzw. 8,5 % eine deutlich höhere Prävalenzrate als bei Angehörigen der Mittelschicht (3,5 bzw. 3,4 %) und der Oberschicht (2,5 bzw. 1,6 %). Angehörige der Unterschicht sind zudem signifikant häufiger stark übergewichtig, seltener sportlich aktiv und häufiger Raucher als Angehörige der Mittel- und Oberschicht.

Aktuelle Studien zur Inzidenzentwicklung des Typ-1-Diabetes zeigen seit Beginn der 90er Jahre für Deutschland ebenfalls eine Zunahme der Zahl der Neuerkrankungen bei Kindern und Jugendlichen unter 15 Jahren um jährlich 3 bis 3,6 %. Die Ursachen für diesen kontinuierlichen Anstieg sind noch unklar.

9.2 Versorgungssystem

Die wichtigsten Defizite, die es bei der Versorgung des Diabetes mellitus in den vergangenen zwei Jahrzehnten zu überwinden galt, waren die *unzureichende diabetologische Qualifizierung der Behandler* und die *mangelnde Vernetzung von Haus- und Fachärzten sowie ambulanter und stationärer Versorgung.* Spezialisierung und Qualifizierung der Leistungserbringer und eine zunehmende Spezifizierung des Versorgungssystems für Diabetiker kennzeichnen die Bemühungen für eine verbesserte Behandlung. In dieser Zeit wurde die Regelversorgung durch diabetesspezifische Versorgungsverträge umfassend ergänzt. Diese strukturellen Entwicklungen gingen mit einer immer stärkeren Aktivierung der Diabetiker im Behandlungsprozess einher.

Diabetiker werden heutzutage bundesweit sowohl ambulant von Haus- und Fachärzten als auch (teil-)stationär in Allgemein- und Spezialkliniken versorgt. Unterschiedlich qualifizierte Ärzte und Einrichtungen sowie viele nichtärztliche Behandler sind einbezogen.

Die immer wieder geforderte Spezialisierung der Behandler zeigt sich vor allem an der Entwicklung und *Anerkennung der Diabetologie als eigene Disziplin.* Wichtiger Schritt war die 1995 von der DDG eingeführte Weiterbildung „Diabetologe DDG", die vielfach Voraussetzung für die Anerkennung von Schwerpunktpraxen ist. Jüngst wird die wachsende Bedeutung der Diabetologie in der neuen (Muster-)Weiterbildungsordnung der Bundesärztekammer von 2003 deutlich. Darin ist nun nach jahrelangen Einigungsversuchen eine *Schwerpunktbezeichnung „Endokrinologe und Diabetologe"* sowie eine *Zusatz-Weiterbildung „Diabetologe"* vorgesehen.

Ein erster Schritt zur strukturellen Verbesserung der Diabetiker-Versorgung war das *Konzept der Schwerpunktpraxen* mit ersten Definitionen ihrer Ausstattung und Aufgaben. Seit Anfang der 90er Jahre schlossen zudem Kassenärztliche Vereinigungen und Krankenkassen zahlreiche, aber meist regional geltende *Diabetes-Vereinbarungen* ab. Zu einer bundesweiten Vereinbarung kam es 1991 zwischen der KBV und den Spitzenverbänden der Ersatzkassen. Sie beinhaltete neben einer gesonderten Vergütung von Schulungen auch spezielle Anforderungen an die Qualifikation der Beteiligten und die Ausstattung der Einrichtung. Grundlage für die darauf folgenden Diabetes-Vereinbarungen waren vor allem die vom Gesetzgeber neu geschaffenen Möglichkeiten der Vertragsgestaltung im SGB V. Dazu zählten zunächst die *Modellvorhaben* (§§ 63 – 65), später die *Strukturverträge* (§ 73 a) und die *integrierte Versorgung* (IV, §§ 140 a – h).

Zielten die ersten Verträge zunächst insbesondere darauf ab, eine gesonderte Vergütung der Diabetes-Versorgung in Schwerpunktpraxen zu realisieren, sollten die als zweite Generation folgenden Strukturverträge eine strukturierte Kooperation zunächst zwischen Hausärzten und Schwerpunktpraxen fördern. Sie sahen auch die Honorierung von Dokumentationsleistungen sowie eine Evaluationspflicht vor. Diabetes-Verträge der dritten Generation basierten auf der im Jahr 2000 durch das Gesundheits-Reformgesetz ermöglichten „Integrierten Versorgung". Ziel ist es dabei, ambulante und stationäre Versorgung besser zu verzahnen, die erstmals aus sektorenübergreifenden Budgets finanzierbar wurde.

Unbestritten war, dass diese neuen vertraglichen Möglichkeiten im Vergleich zur Regelversorgung die Situation der Diabetiker-Versorgung verbessert haben. Experten bemängelten aber, dass die Modelle regional begrenzt und wenig übertragbar waren, sodass die im Sozialgesetzbuch geforderte qualitativ hochwertige und einheitliche Versorgung nicht erreicht wurde.

Kritisiert wurden an den Diabetes-Vereinbarungen zudem die fehlende Orientierung an evidenzbasierten Leitlinien, die mangelnde Pflicht zur Evaluation sowie das Fehlen einer Dokumentation des Behandlungsverlaufs. Diese Elemente sollten durch die Einführung von flächendeckenden *Disease-Management-Programmen (DMP)* verbessert werden.

Gesetzliche Grundlage für die DMP war im Jahr 2001 das „Gesetz zur Reform des Risikostrukturausgleichs“. Die DMP sehen eine strukturierte Versorgung nach evidenzbasierten Leitlinien vor. Sämtliche Behandlungsschritte werden von einem koordinierenden Arzt oder einer zentralen Stelle gesteuert und zwischen den einzelnen Leistungserbringern abgestimmt. Schnittstellen der Behandlung sind genau definiert. Ungeachtet der Diskussion und Kritik der inhaltlichen, formalen und finanziellen Aspekte der DMP (siehe Kap. 2.6) haben sie jedoch die Basis für ein umfassendes Qualitätssicherungs-System geschaffen. So sollen die gesammelten Daten aus der Dokumentation für praxisindividuelle Feedbackberichte und Reminderlisten zur Erinnerung an Wiedervorstellungstermine sowie Qualitätssicherungsberichte genutzt werden.

Zusammenfassend ist festzustellen, dass durch die Etablierung von Schwerpunktpraxen, durch die regionalen Diabetes-Strukturverträge, die Einführung der DMP, aber auch durch Veränderungen wie die Einführung der DRGs und weiterer gesetzlicher Reformen die Diabetes-Behandlung in den vergangenen Jahren erheblich verändert wurde. Als Folge hat sich die Versorgung von Diabetes-Patienten in den vergangenen zwei Jahrzehnten in wichtigen Teilbereichen stetig verbessert.

Dennoch sind noch lange nicht alle Ziele, wie etwa die der St.-Vincent-Deklaration, erreicht. Dies und die Weiterentwicklung der strukturellen Rahmenbedingungen deuten darauf hin, dass sich der Wandel der Diabetes-Versorgung in den kommenden Jahren fortsetzen wird.

9.3 Medizinisch-technischer Fortschritt

Bis ins 20. Jahrhundert hinein war der Typ-1-Diabetes eine Erkrankung, die ausschließlich diätetisch behandelt werden konnte. Wichtigster Meilenstein für folgende therapeutische Möglichkeiten war im Jahr 1922 dann die *Entdeckung des Insulins.* Nachdem es anschließend 1923 gelang, das Hormon aus der Bauchspeicheldrüse von Kälbern zu isolieren, wurde bereits 2 Jahre später mit der industriellen Insulinproduktion aus der Bauchspeicheldrüse von Schweinen und Rindern begonnen. Für Typ-1-Diabetiker stand damit eine lebensrettende Behandlung zur Verfügung.

Bereits zu dieser Zeit wurde den Patienten eine aus heutiger Sicht sehr moderne Behandlung empfohlen: Sie sollten darin unterwiesen werden, ihren Zucker im Urin selbst zu bestimmen und ihre Diät sowie die Insulininjektionen entsprechend darauf abzustimmen. Diese Vorgehensweise ist also durchaus mit der auch heute empfohlenen intensivierten Insulintherapie zu vergleichen. Allerdings war sie mit einem erheblich größeren Ausmaß an Unannehmlichkeiten verbunden: Als einziges Insulin stand Normalinsulin zur Verfügung, welches nur relativ kurz wirkt und entsprechend oft gespritzt werden musste. Darüber hinaus war das Spritzen selbst mit erheblichem Aufwand verbunden, da die Bestecke nach jedem Gebrauch sterilisiert und die Kanülen geschliffen werden mussten.

Eine Erleichterung stellte daher die *Entwicklung des ersten Verzögerungsinsulins* im Jahr 1935 durch Hagedorn dar [Sourina 2001]. Die Anzahl der notwendigen Injektionen konnte jetzt reduziert werden, allerdings zum Preis einer reduzierten Flexibilität mit einem strengen Diätplan. Diese Zusammenhänge sind auch heute noch gültig, wenn auch die Entwicklung zahlreicher verschiedener Verzögerungsinsuline mittlerweile eine größere individuelle Anpassung ermöglicht.

Zahlreiche technische Errungenschaften sowie Weiterentwicklungen auf dem Gebiet der Insuline haben dieser Therapie in den letzten 30 Jahren zum Erfolg verholfen. So wurden bereits 1975 Prototypen erster *Insulinpumpen* eingeführt. Mit ihnen wurde das Insulin allerdings noch intravenös injiziert, was mit häufigen Entzündungen verbunden war. Subkutan injizierende Insulinpumpen stehen seit Ende der 70er Jahre zur Verfügung und wurden seither kontinuierlich optimiert. Auf Grund ihrer mittlerweile sehr komfortablen Bedienung finden sie zunehmende Akzeptanz, auch bei Kindern und jugendlichen Diabetikern. Neben den externen Insulinpumpen, die etwa in der Hosentasche getragen werden können, wird auch an der Entwicklung implantierbarer Geräte gearbeitet.

Eine weitere wesentliche Entwicklung auf dem Gebiet der Injektionshilfen stellen zudem die *Pens* dar. Kaum größer als ein Kugelschreiber können sie überall mitgeführt werden und ermöglichen eine unkomplizierte, schmerzarme Injektion aus einer integrierten Insulinpatrone. Diabetiker können in näherer Zukunft sogar teilweise oder vollständig auf Injektionen verzichten, weil es *inhalierbare Insuline* geben wird.

Anfang der 80er Jahre wurden Verfahren entwickelt, die die Insulinherstellung unabhängig von der Gewinnung der Rohstoffe aus tierischen Bauchspeicheldrüsen machte: Im Jahr 1983 wurde das erste *gentechnisch hergestellte Insulin* auf den deutschen Markt gebracht. Der nächste Schritt bestand dann in einer Veränderung der Aminosäuresequenz. Es hatte sich gezeigt, dass das Humaninsulin eine verhältnismäßig lange Wirkdauer hatte, die einige Stunden nach Mahlzeiten zu Hypoglykämien führen konnte. Dem begegnete man mit kleinen Veränderungen der Aminosäuresequenz bei den gentechnisch erzeugten Insulin-Analoga. Derartige Veränderungen haben einen Einfluss sowohl auf die Freisetzung des Wirkstoffs aus der Injektionsstelle als auch auf die Wirkdauer des Insulins.

All diese beschriebenen Entwicklungen sind für die insulinpflichtigen Diabetiker von Bedeutung. Über 90% der Diabetiker in Industrieländern gehören jedoch dem „Typ2" an, bei dem eine Insulinsubstitution zumindest primär meistens nicht erforderlich ist. Für sie standen andere medikamentöse Entwicklungen, wie die der *oralen Antidiabetika,* im Vordergrund. So wurde Ende der 50er Jahre das *Metformin* auf den Markt gebracht, ein Wirkstoff aus der Gruppe der Biguanide, der die Insulinsensitivität der Zellen erhöht und damit die Glukoseverwertung erleichtert. Dieses älteste in Deutschland verfügbare orale Antidiabetikum war vor einigen Jahrzehnten in Verruf geraten, weil andere Substanzen seiner Klasse zu einem gehäuften Auftreten von Laktatazidosen geführt hatten. Erst die Veröffentlichung der Daten aus der „United Kingdom Prospective Diabetes Studie" (UKPDS) haben den Blick auf Metformin wieder verändert. Hier hatte sich nämlich gezeigt, dass es sowohl die Mortalität als auch das Auftreten mikro- und makrovaskulärer Folgekomplikationen beim Typ-2-Diabetes signifikant reduzieren kann. Außerdem wusste man inzwischen, dass Metformin bei richtiger Anwendung ein niedrigeres Risiko von Laktatazidosen aufweist als andere Vertreter der Gruppe. Metformin gilt heute als eines der Medikamente zur Erstlinientherapie, insbesondere übergewichtiger Typ-2-Diabetiker.

Die Substanzgruppe der *Glitazone* kam Ende der 90er Jahre zur oralen Diabetesbehandlung auf den Markt. Als so genannte *Insulinsensitizer* verbessern sie sowohl das Ansprechen auf körpereigenes als auch zugeführtes Insulin und erhöhen die Glukoseverwertung in Leber- Fett- und Muskelgewebe. Darüber hinaus wird ihnen eine günstige Wirkung auf den Fettstoffwechsel zugeschrieben, die sich als Senkung des Triglyzeridspiegels und Erhöhung der HDL-Konzentration nachweisen lässt.

Eine antidiabetische Therapie hat nicht nur das Ziel der kurzfristigen Stoffwechseloptimierung, sondern soll in erster Linie das Risiko von Langzeitfolgen und Spätkomplikationen reduzieren. Dieses individuelle Risiko sollte nicht nur der Arzt, sondern auch der Patient erkennen und verstehen, um die Behandlung entsprechend aufzubauen bzw. durchzuführen.

Inzwischen stehen hierfür computergestützte Anwendungsprogramme bereit. Sie ermitteln auf der Basis der klinischen Werte des Patienten mit Hilfe eines Diabetes-Krankheitsmodells und epidemiologischer sowie klinischer Daten individuelle Risiken und zeigen Potenziale für eine Optimierung der Behandlung auf [Häussler et al. 2005].

Literatur

Häussler B, Berger U, Mast O, Thefeld W. Risk and potential risk reduction in diabetes type 2 patients in Germany. Eur J Health Econ. 2005; Mar 11.

Sournia JC, Poulet P, Martiny M, Hrsg. Illustrierte Geschichte der Medizin. Digitale Bibliothek. Bd. 53. Berlin: Directmedia; 2001.

10 Versorgungsziele

- Für Deutschland existieren umfassende Gesundheitsziele in Bezug auf Diabetes. Die Schwerpunkte der bestehenden Ziele liegen auf der Primärprävention, der Früherkennung und der Steigerung der Lebensqualität von Patienten mit Diabetes.
- Auf der Grundlage der bestehenden Gesundheitsziele werden konkrete Versorgungsziele für Typ-2-Diabetiker definiert. Diese betreffen Folgeerkrankungen, Risikofaktoren und die Prozessqualität bezüglich Folgeuntersuchungen.
- Folgende Versorgungsziele bis 2015 werden benannt:
  Herzinfarkte: Reduktion des 10-Jahresrisikos um ca. 15%, von 18,9% auf 16%
  Erblindungen: Reduktion der Erblindungsrate um 20%
  dialysepflichtige Nephropathie: Reduktion der Inzidenz um gut 20%
  Amputationen: Reduktion um 25%
  Übergewicht: Reduktion des BMI im Mittel um 10% bei Patienten mit einem BMI über 35
  Bluthochdruck: Verminderung des Anteils der Typ-2-Diabetiker mit hypertonen Blutdruckwerten auf 45%
  Raucherentwöhnung: Nachhaltige Raucherentwöhnung bei etwa 10% der rauchenden Diabetiker
  Vollständigkeit von Folgeuntersuchungen: 80% der Patienten nehmen regelmäßig an allen für sie empfohlenen Untersuchungen teil.

Neben der Prognose der Zukunft in Szenarios (Kap. 11) spielen Zielsetzungen im Sinne von *Gesundheitszielen* eine wichtige Rolle, um Strategien für die Gestaltung der Diabetiker-Versorgung der Zukunft zu entwickeln.

Gesundheitsziele können definiert werden als „... *Beschreibung und Festlegung eines erreichbaren verbesserten Zustandes bei der Prävention von Diabetes und der Versorgung von Diabetikerinnen und Diabetikern in der Bevölkerung.*" [Forum Gesundheitsziele, AG4 2003].

Die hier entwickelten Versorgungsziele bauen auf den bereits vorhandenen Gesundheitszielen der **St.-Vincent-Deklaration** und des **Forums „Gesundheitsziele Deutschland"** auf. Zielpopulation sind Typ-2-Diabetiker. Die Analyse der gegenwärtigen Situation im Rahmen dieses Weißbuches hat gezeigt, dass insbesondere die Versorgung dieser Patienten zu verbessern ist.

10.1 Bereits definierte Gesundheitsziele zum Diabetes mellitus

Von allen großen Volkskrankheiten wurde der Weg, Gesundheitsziele aufzustellen, beim Diabetes zuerst beschritten. 1989 traf sich eine Gruppe von Experten unter der Schirmherrschaft der WHO und entwarf die **St.-Vincent-Deklaration.** Darin wurden als Ziele für Typ-2-Diabetes für den folgenden 5-Jahres-Zeitraum gesetzt,

- diabetische Erblindungen um ein Drittel oder mehr zu reduzieren,
- die Zahl der Fälle von Nierenversagen durch Diabetes um ein Drittel zu reduzieren,
- die Zahl der Beinamputationen infolge von Diabetes um 50% zu reduzieren,
- die Mortalität und Morbidität an Herzkrankheiten und Schlaganfällen bei Diabetikern zu reduzieren.

Mehr als ein Jahrzehnt später muss heute festgestellt werden, *dass die ambitionierten Ziele in keinem Land der Welt erreicht wurden* und selbst die Fortschritte auf dem Weg sie zu erreichen oft gering geblieben sind [Berger 1996].

Unbestritten bleibt das Verdienst der St.-Vincent-Deklaration, die Defizite der Diabetes-Versorgung deutlich benannt und messbare Ziele aufgestellt zu haben. Gesundheitssystemexperten sind sich einig, dass Zielsysteme ein wesentliches Instrument sind, um Versorgung zu verbessern. So fordert der *Sachverständigenrat für die Konzertierte Aktion im Gesundheitswesen* [1997], die Gesundheitspolitik an Gesundheitszielen zu orientieren.

Unterstützt vom BMGS wurde im Jahre 2000 das *Forum „Gesundheitsziele Deutschland"* ins Le-

Tabelle 10.1 Gesundheitsziele Diabetes Typ 2. Ziele und Teilziele (aus: Forum Gesundheitsziele AG4 2003)

Ziel 1	**Das Auftreten des metabolischen Syndroms und die Inzidenz des Diabetes mellitus Typ 2 sind reduziert (Aktionsfeld Primärprävention)**	
	Teilziel 1.1	Das Bewusstsein der Bevölkerung, insbesondere in Risikogruppen, über ernährungs- und verhaltensbedingte Risiken ist geschärft.
	Teilziel 1.2	Das Verhalten der Bevölkerung verringert das Risiko für das Auftreten eines metabolischen Syndroms.
	Teilziel 1.3	Gesundheitsfördernde Strukturen und Rahmenbedingungen für Ernährungs- und Bewegungsverhalten sind vermehrt vorhanden, insbesondere im Lebensumfeld von Risikogruppen.
Ziel 2	**Der Diabetes mellitus Typ 2 wird häufiger in einem Krankheitsstadium diagnostiziert, in dem noch keine Folgeschäden aufgetreten sind (Aktionsfeld Sekundärprävention / Früherkennung)**	
	Teilziel 2.1	Die Strukturen und Rahmenbedingungen zur Früherkennung von Menschen mit Typ-2-Diabetes sind verbessert.
	Teilziel 2.2	Das Bewusstsein der Bevölkerung zur Inanspruchnahme vorhandener Maßnahmen zur Früherkennung ist verbessert.
	Teilziel 2.3	Der Einsatz qualitätsgesicherter Früherkennung ist gesteigert.
Ziel 3	**Die Lebensqualität von Menschen, die an Diabetes mellitus Typ 2 erkrankt sind, ist erhöht. Folgeprobleme und Komplikationen sind nachweislich verringert (Aktionsfeld Krankenbehandlung / Rehabilitation)**	
	Teilziel 3.1	Die Fähigkeit zum Krankheitsselbstmanagement und das Wissen über die Erkrankung ist bei allen an Typ-2-Diabetes erkrankten Menschen verbessert.
	Teilziel 3.2	Eine umfassende angemessene Versorgung aller an Typ-2-Diabetes erkrankten Menschen ist wohnortnah und sektorübergreifend gewährleistet.
	Teilziel 3.3	Die psychosoziale Ebene der Typ-2-Diabetes-Erkrankung ist integrierter Bestandteil der Behandlung.

ben gerufen. Der Schwerpunkt der dort entwickelten Gesundheitsziele liegt auf primär- und sekundärpräventiven Zielsetzungen sowie auf der Verbesserung der Lebensqualität für Patienten mit Typ-2-Diabetes (Tab. 10.**1**).

Im Bereich der Versorgung von Menschen mit diagnostiziertem Diabetes mellitus bleiben die Zielformulierungen allgemein. Es fehlen quantitative und damit nachprüfbare Zielmarken für die angestrebten Verbesserungen.

Auf diesem Gebiet möchte das Weißbuch durch *konkrete Versorgungsziele* einen Beitrag leisten. Die Erreichung der Versorgungsziele ist für das Jahr 2015 anvisiert. Um realistisch zu bleiben, wurde vom aktuellen deutschen Versorgungsniveau ausgegangen. Die Zielwerte wurden anhand von erreichbaren Effekten, wie sie bereits in Interventionsstudien beschrieben wurden, aufgestellt. Schließlich wurden die Versorgungsziele in Diskussionen, die in Kap. 11 dargestellt sind, mit namhaften Experten der Diabetiker-Versorgung überprüft.

10.2 Versorgungsziele

Um die einzelnen Versorgungsziele zu operationalisieren und zu quantifizieren, wurden *Indikatoren definiert.* Diese beziehen sich auf die wichtigsten Folgeerkrankungen bzw. Komplikationen, die wesentlichen, bekannten Risikofaktoren und das Ausmaß der durchgeführten Vorsorgeuntersuchungen.

Folgende 8 Indikatoren wurden definiert:

1. Verringerung der Herzinfarkt-Inzidenz bei Typ-2-Diabetikern
2. Verringerung der Inzidenz von Erblindungen bei Typ-2-Diabetikern

3. Verringerung der Inzidenz der dialysepflichtigen Nephropathie bei Typ-2-Diabetikern
4. Verringerung der Zahl der Amputationen bei Typ-2-Diabetikern
5. Gewichtsreduktion bei übergewichtigen Typ-2-Diabetikern
6. Erhöhung des Anteils der normoton eingestellten Typ-2-Diabetiker mit bekanntem Bluthochdruck
7. Steigerung des Erfolgs der Raucherentwöhnung bei rauchenden Typ-2-Diabetikern
8. Erhöhung des Anteils der Typ-2-Diabetiker, die vollständige, regelmäßige Folgeuntersuchungen (HbA1 c, Urinalbumin, Sensibilitätsprüfung, Augenarzt etc.) erhalten.

Im Folgenden werden für die einzelnen Indikatoren bis zum Jahr 2015 erreichbare Zielwerte abgeschätzt.

10.2.1 Verringerung der Herzinfarkt-Inzidenz bei Typ-2-Diabetikern

Definitive Zahlen zur Inzidenz des Herzinfarkts bei Diabetikern in Deutschland sind gegenwärtig nicht verfügbar. Die Studie von Häussler und Berger [2004], basierend auf validierten Diabetes-Krankheitsmodellen und Daten der deutschen Typ-2-Diabetiker-Population, findet für das mittlere Risiko eines Diabetikers, einen Herzinfarkt im Zeitraum von 10 Jahren zu erleiden, einen Wert von 18,9 %.

Dieses Risiko könnte im günstigsten Fall durch ein intensives und effektives Disease-Management auf 10,9 % gesenkt werden. Unter Alltagsbedingungen der Versorgung erscheint eine Verringerung des Risikos auf 16 % erreichbar.

10.2.2 Verringerung der Inzidenz von Erblindungen bei Typ-2-Diabetikern

Derzeit liegt die Inzidenz der Erblindungen unter Diabetikern in Deutschland bei etwa 2.400 bis 3.500 Fällen jährlich, was 60 bis 70 Fällen pro 100.000 Diabetikern entspricht. Es ist davon auszugehen, dass rund 70% der Erblindungen diabetesassoziiert sind. Seit 1990 ist die Neuerblindungsrate leicht zurückgegangen (von 70 auf 60 pro 100.000) [Trautner 2001 a].

Unter Studienbedingungen erscheint vereinzelt eine Reduktion der Erblindungsrate um bis zu einem Drittel erreichbar [Backlund 1997], wobei die Studie jedoch methodische Probleme aufweist. Nach Ansicht von Trautner [2001 a] ist unklar, ob sich deutliche Verbesserungen erzielen lassen. Wahrscheinlich sind noch nicht alle Möglichkeiten einer optimalen Behandlung von Risikofaktoren und einer frühzeitigen Lasertherapie ausgeschöpft. Allerdings führt das zunehmend höhere Alter der Gefährdeten auch zu einer Erhöhung von Risiken.

Es scheint möglich, zu einer Reduktion der Erblindungen bei Diabetikern in der Routineversorgung auf etwa 50 pro 100.000 (Reduktion um 20 %) zu kommen.

10.2.3 Verringerung der Inzidenz der dialysepflichtigen Nephropathie bei Typ-2-Diabetikern

Die Inzidenz der Nierenersatztherapie bei Diabetikern beträgt gegenwärtig rund 5.200 Fälle pro Jahr oder rund 130 pro 100.000 Diabetiker (nach Angaben der QuaSi Niere [Frei 2004]). Schwenger [2001] geht von einer erheblichen Zunahme in den vergangenen Jahren aus und nimmt eine höhere Zahl von dialysepflichtigen Nephropathien an.

Da die Hypertoniebehandlung noch nicht optimal ist (vgl. Kap. 10.2.6), ergeben sich Verbesserungsmöglichkeiten. Allerdings dürfen die Möglichkeiten zur Verbesserung dabei nicht überschätzt werden [UKPDS 38 1998]. Das im Mittel zu erwartende höhere Alter der Patienten führt eher zu höheren Inzidenzen.

Es erscheint möglich, zu einer Reduktion der dialysepflichtig werdenden Nephropathien bei Diabetikern in der Routineversorgung auf 100 pro 100.000 Diabetiker zu kommen, entsprechend einer Reduktion um gut 20%.

10.2.4 Verringerung der Zahl der Amputationen bei Typ-2-Diabetikern

Nach Trautner [1997] sind jährlich rund 23.000 Amputationen bei Diabetikern zu verzeichnen. Trautner [2001b] schätzt die Inzidenz von Erstamputationen bei Diabetikern auf 463/100.000 auf Grund von Daten des Jahres 1998.

Unter Studienbedingungen war es in Dänemark möglich die Rate der *Major*-Amputationen im Zeitraum von 1981 – 1995 um 75% zu verringern [Holstein 2000]. Dabei spielt jedoch, neben erheblichen Praxisänderungen im beobachteten Zeitraum, vermutlich auch die Studienpopulation und deren veränderte Zusammensetzung über die Zeit eine Rolle. Vergleichbare Ergebnisse erzielte Larsson [1995].

Als realistisch erreichbare jährliche Erstamputations-Rate wird eine Zahl von 345/100.000 angenommen. Dies entspricht einer Reduktion um rund 25% ausgehend von 463/100.000 Fällen.

10.2.5 Gewichtsreduktion bei übergewichtigen Typ-2-Diabetikern

Es ist nach einer Untersuchung von Rothenbacher [2002] davon auszugehen, dass der mittlere BMI der Typ-2-Diabetiker bei rund 29 kg/m² liegt. Eine aktuelle Untersuchung [Bramlage 2004] in knapp 2.000 Primärarztpraxen zeigte, dass von den dort behandelten Typ-2-Diabetikern knapp 44% übergewichtig und knapp 37% adipös waren.

Nach internationalen Übersichtsarbeiten ist davon auszugehen, dass unter Studienbedingungen durch ein abgestimmtes Interventionsprogramm (Diät, Bewegung, Wahrnehmung medikamentöser und anderer Therapieoptionen) im Mittel bei etwa 11% der Diabetiker eine relevante Gewichtsreduktion um 10% oder mehr erreicht werden kann [Orzano 2004]. Die Erfolgsquoten bei intensiveren Interventionen und schwer adipösen Patienten sind tendenziell höher. Strukturierte Interventionen zur Gewichtsreduktion werden noch zu wenig angeboten bzw. in Anspruch genommen.

In der Hochrisikopopulation der übergewichtigen Typ-2-Diabetiker mit einem BMI über 35 kg/m² sollte nach Stellung der Diabetesdiagnose eine langfristige Reduktion des BMI von durchschnittlich 10% erreicht werden.

10.2.6 Verminderung des Anteils der Typ-2-Diabetiker mit hypertonen Blutdruckwerten

Nach Untersuchungen aus der ambulanten Versorgung in Deutschland liegen bei 60 bis 70% aller Typ-2-Diabetiker in Deutschland hypertone Blutdruckwerte vor [Altenhofen 2002].

Erste Ergebnisse aus den Disease-Management-Programmen zeigen, dass sich der Anteil der Diabetiker, die als hyperton einzustufen sind (Blutdruck ≥ 140/90 mmHg), in geringem Maß senken ließ: von 52,7% zum Zeitpunkt der Erstdokumentation auf 48,6% bei der letzten verfügbaren Folgedokumentation [Nordrheinische Gemeinsame Einrichtung 2004]. Die DMP-Patienten repräsentieren jedoch wahrscheinlich nicht die Typ-2-Diabektiker insgesamt.

Der Anteil der Typ-2-Diabetiker mit hypertonen Blutdruckwerten (≥ 140/90 mmHg) kann auf 45% vermindert werden.

10.2.7 Raucherentwöhnung bei rauchenden Typ 2-Diabetikern

Zur Prävalenz des Rauchens unter Diabetikern in Deutschland liegen unterschiedliche Angaben vor (Tab. 5.**1** S. 35), die zwischen 18 und 42% schwanken.

Daten einer ostdeutschen Studie zeigten, dass die Senkung des Anteils der Raucher unter nichtinsulinbehandelten Typ-2-Diabetikern (1989/90: 32%; 1994/95: 24%) durch strukturierte Behandlungs- und Schulungsprogramme gelingen kann. International wird davon ausgegangen, dass eine *nachhaltige* Raucherentwöhnung in der Bevölkerung etwa zu einer Erfolgsquote von 14 bis 20% führt [Schroeder 2005]. Zugleich stößt jedoch die Raucherentwöhnung bei Diabetikern auf besondere Schwierigkeiten [Haire-Joshu 1999].

Eine langfristig erfolgreiche Raucherentwöhnung ist bei etwa 10% der rauchenden Typ-2-Diabetiker erreichbar.

10.2.8 Anteil der Typ-2-Diabetiker, die vollständige, regelmäßige Folgeuntersuchungen erhalten

Gegenwärtig liegen die Anteile von Diabetikern, die alle empfohlenen Untersuchungen in Anspruch nehmen, sehr unterschiedlich: je nach der Art der Untersuchung zwischen rund 10 und 90% (Tab. 4.**2** S. 27).

Eine Reihe von Ergebnissen aus besonderen Betreuungsprogrammen zeigen, dass sich dieser Anteil oft erheblich steigern lässt (siehe Kap. 4).

Es stellt ein erreichbares Ziel dar, die Quote von Typ-2-Diabetikern, die regelmäßig die empfohlenen Kontrolluntersuchungen auf Folgeschäden (HbA1 c, Urinalbumin, Sensiblitätsprüfung, Augenarzt etc.) erhalten, auf 80% zu erhöhen.

Literatur

Altenhofen L, Haß W, Oliveira J, Brenner G. Modernes Diabetesmanagement in der ambulanten Versorgung: Ergebnisse der wissenschaftlichen Begleitung der Diabetesvereinbarungen in der KV Nordrhein. „Wissenschaftliche Reihe“ Band 57. Köln: Dt. Ärzte-Verlag; 2002.

Backlund LB, Algvere PV, Rosenqvist U. New blindness in diabetes reduced by more than one-third in Stockholm County. Diabet Med. 1997; 14(9):732 – 40.

Berger M, Trautner C. Die Forderungen von St. Vincent. Stand 1996 in Deutschland. Mainz: 1996.

Bramlage P, Wittchen HU, Pittrow D, Kirch W, Krause P, Lehnert H, Unger T, Hofler M, Kupper B, Dahm S, Bohler S, Sharma AM. Recognition and management of overweight and obesity in primary care in Germany. Int J Obes Relat Metab Disord. 2004 Oct;28(10):1299 – 308.

Ebskov B, Ebskov L. Major lower limb amputation in diabetic patients: development during 1982 to 1993. Diabetologia. 1996; 39 (12):1607 – 10.

Forum Gesundheitsziele AG 4: Bericht. Auszug der Ergebnisse von AG 4 Diabetes mellitus Typ 2: Erkrankungsrisiko senken, Erkrankte früh erkennen und behandeln. 2003. www.gesundheitsziele.de/

Frei U, Schober-Halstenberg HJ. Nierenersatztherapie in Deutschland. QuaSi Jahresbericht 2003/ 2004. Berlin; 2004. http://www.quasi-niere.de/world_d.htm (download 08.04.2005).

Gräf M, Halbach E, Kaufmann H. Erblindungsursachen in Hessen 1996. Klin Monatsbl Augenheilkd. 1999; 215 : 50 – 55.

Häussler B, Berger U. Bedingungen für effektive Disease-Management-Programme. Analyse, Bewertung und Lösungsansätze für Qualität und Finanzierung. Baden-Baden: Nomos-Verlag; 2004.

Haire-Joshu D, Glasgow RE, Tibbs TL. Smoking and diabetes. Diabetes Care. 1999; 22 : 1887 – 98.

Holstein P, Ellitsgaard N, Olsen BB, Ellitsgaard V. Decreasing incidence of major amputations in people with diabetes. Diabetologia. 2000; 43 : 844 – 7.

Larsson J, Apelqvist J, Agardh CD, Stenstrom A. Decreasing incidence of major amputation in diabetic patients: a consequence of a multidisciplinary foot care team approach? Diabet Med. 1995; 12 : 770 – 6.

Nordrheinische Gemeinsame Einrichtung Disease-Management-Programme GbR (Hrsg.). Qualitätssicherungsbericht 2004. Disease-Management-Programme in Nordrhein. Stand Dezember 2004. http://www.kvno.de/importiert/qualbe_dmp04.pdf (download 08.04.2005).

Orzano A J, Scott J G. Diagnosis and Treatment of Obesity in Adults: An Applied Evidence-Based Review. J Am Board Fam Pract. 2004; 17 : 359 – 69.

Rothenbacher D, Ruter G, Saam S, Brenner H. Management of patients with type 2 diabetes. Results in 12 practices of general practitioners. Dtsch. Med. Wochenschr. 2002; 127 : 1183 – 7.

Schroeder, SA. What to do with a patient who smokes. JAMA. 2005; 294 : 482 – 7.

Sachverständigenrat für die Konzertierte Aktion im Gesundheitswesen. Bedarfsgerechtigkeit und Wirtschaftlichkeit. Bd. I: Zielbildung, Prävention, Nutzerorientierung und Partizipation. Bonn; 1997.

Schwenger V, Müssig C, Hergesell O, Zeier M, Ritz E: Inzidenz und klinische Charakteristika von Niereninsuffizienz bei Diabetikern. Dtsch Med Wochenschr. 2001; 26 : 1322 – 1326.

Trautner C, Standl E, Haastert B, Giani G, Berger M. Geschätzte Anzahl von Amputationen in Deutschland. Diabetes und Stoffwechsel. 1997; 6 : 199 – 202.

Trautner C, Haastert B, Giani G, Berger M. Incidence of blindness in southern Germany between 1990 and 1998. Diabetologia. 2001 a; 44 : 147 – 50.

Trautner, C., Haastert, B., Spraul, M., Giani, G., Berger, M. Unchanged incidence of lower-limb amputations in a German City, 1990 – 1998. Diabetes Care. 2001 b; 24 : 855 – 9.

UKPDS 38. Tight blood pressure control and risk of macrovascular and microvascular complications in type 2 diabetes: UKPDS (UK Prospective Diabetes Study Group) 38. BMJ. 1998; 317 : 703 – 13.

11 Zukunftsszenarien und Versorgungsziele in der Diskussion mit Experten

Das Anliegen des Weißbuches war es, nicht nur in einer Bestandsaufnahme die Versorgung zu beschreiben, sondern auch durch einen kreativen Diskussionsprozess *Entwürfe für die zukünftige Diabetiker-Versorgung in Deutschland* zu erarbeiten.

Ein solches Vorhaben lässt sich nur verwirklichen, wenn möglichst viele Fachleute aus unterschiedlichen Arbeitsfeldern ihre Erfahrungen und ihr Wissen in die Diskussion einbringen. Es war möglich, namhafte Fachleute für die Teilnahme am Expertenforum zu gewinnen (Tab. 11.**1**).

Tabelle 11.**1** Mitglieder des Expertenforums

Dr. G. Brenner Geschäftsführer Zentralinstitut für die Kassenärztliche Versorgung in der Bundesrepublik Deutschland	Prof. Dr. J. Schulze Vorsitzender der AG Prävention der Deutschen Diabetes-Gesellschaft
Dr. P. Cromme Hausarzt, ehemals Vorsitzender der St.-Vincent-Declaration Primary Care Diabetes Group	Prof. Dr. E. Siegel Sprecher der Regionalgesellschaften der Deutschen Diabetes-Gesellschaft
Dr. H. Finck Stellvertretender Bundesvorsitzender des Deutschen Diabetiker Bund e.V.	Dr. C. Sturm Stellvertretender Bundesvorsitzender des Deutschen Hausärzteverbandes
Prof. Dr. R. Holl Vizepräsident des Bunds Diabetischer Kinder und Jugendlicher	Prof. Dr. C. Trautner Dezernat für Grundsatzfragen, Kassenärztliche Bundesvereinigung
Prof. Dr. L. Heinemann Geschäftsführer Profil Institut für Stoffwechselforschung	PD Dr. D. Ziegenhagen Leitender Gesellschaftsarzt und Leiter der Abteilung Medizinische Beratung, Deutsche Krankenversicherung AG
Prof. Dr. M. Schulz Leiter des Zentrums für Arzneimittelinformation und Pharmazeutische Praxis, ABDA – Bundesvereinigung Deutscher Apothekerverbände	

Großer Dank gilt Herrn Dr. Brenner, Herrn Dr. Cromme, Herrn Dr. Finck, Herrn Prof. Dr. Heinemann, Herrn Prof. Dr. Holl, Herrn Prof. Dr. Schulz, Herrn Prof. Dr. Schulze, Herrn Prof. Dr. Siegel, Herrn Dr. Sturm, Herrn Prof. Dr. Trautner und Herrn Dr. Ziegenhagen für ihre Mitarbeit.

Die Experten haben eine Vielfalt unterschiedlicher Sichtweisen aus den verschiedenen Gebieten der Diabetes-Versorgung in die Diskussion eingebracht, u. a. aus

- der hausärztlichen und der spezialärztlichen Versorgung,
- der Kinder- und Jugenddiabetologie,
- der Arzneimittelversorgung,
- der Sozialmedizin,
- der Epidemiologie,
- der klinischen Forschung,
- der Versorgungsforschung,
- ausländischen Versorgungssystemen sowie
- der Perspektive der Kassenärzte und der Krankenversicherungen.

Ähnlich einem Delphi-Prozess wurden eine Reihe von Zukunftsszenarien und Versorgungszielen den Experten in einer ersten Runde in Form einer schriftlichen Befragung zur Beurteilung vorgelegt (siehe Expertenfragebogen im Anhang). Die Ergebnisse wurden zusammen mit der Stärken- und Schwächen-Analyse (Kap. 7) und den Versorgungszielen (Kap. 10) auf einem Workshop, der im Februar 2005 in Frankfurt/M. stattfand, diskutiert. Abschließend wurden die Zukunftserwartungen, die Erwünschtheit bestimmter Entwicklungen und der sich daraus ergebende Handlungsbedarf mithilfe eines weiteren Fragebogens erhoben.

Im Folgenden werden die Ergebnisse dieses Diskussionsprozesses, gegliedert in die drei Themenbereiche, dargestellt:

- Zukunftserwartungen anhand der Diskussion von Szenarien (Kap. 11.1),
- Versorgungsziele und ihre Realisierbarkeit (Kap. 11.2),
- Handlungsbedarf für die Gestaltung der Diabetiker-Versorgung (Kap. 11.3).

11.1 Zukunftserwartungen anhand der Diskussion von Szenarien

Die folgenden Abschnitte fassen die Ergebnisse der Befragung mit dem Expertenfragebogen (siehe Anhang), der moderierten Diskussionen zum Thema Zukunftsszenarien auf dem Frankfurter Workshop sowie einer dem Workshop folgenden Nachbefragung zusammen.

11.1.1 Trends bei medizinisch-technischem Fortschritt

Tabelle 11.2 Einschätzung der medizinisch-technischen Trends

Bis zum Jahr 2015...	Experten-Einschätzung*
...gehört die unblutige Blutzuckermessung in Verbindung mit telemetrischen Anwendungen (Dokumentation, Kontrolle, Feedback u.ä.) zum Alltag in der Betreuung komplizierter Fälle.	Realisierung wahrscheinlich
...wird künstliches Pankreas (Kombination aus Insulinpumpe, Blutzuckersensor und Regelelektronik) mittelfristig Verbreitung finden.	geteilte Meinungen über die Realisierung
....ist es immer noch fraglich, ob die Inselzelltransplantation Verbreitung gefunden hat.	begrenzte Verbreitung wahrscheinlich (Realisierung wird angezweifelt, v. a. in diesem Zeitraum)
...sind die genetischen Grundlagen für die Prädisposition für Typ-2-Diabetes aufgeklärt. Ein genetisches Screening auf ein erhöhtes Risiko für die Erkrankung ist möglich. Es wird sich als freiwillige Maßnahme aber eher langsam etablieren, dann vor allem bei Selbstzahlern.	Realisierung wahrscheinlich

* Darstellung basierend auf Befragungen und Diskussionen des Expertenforums

Die Einführung der **unblutigen Blutzuckermessung** wird allgemein erwartet und auch gewünscht. Sie wird dabei jedoch nicht als breit einzusetzendes Verfahren gesehen, sondern als Instrument zur Führung bestimmter, ausgewählter Gruppen von Patienten. Es wird jedoch möglicherweise noch länger dauern als gegenwärtig angenommen, bis eine ausgereifte Technologie zur Verfügung steht. Die bisherigen Selbstkontrollmöglichkeiten (die „konventionelle" Selbstkontrolle sowie das Monitoring in der Praxis) werden aber derzeit durchaus als ausreichend und geeignet, insbesondere für ältere Patienten, gesehen. Telematischen Innovationen werden in diesem Bereich allerdings durchaus Chancen eingeräumt.

Über die Wahrscheinlichkeit der Realisierung eines **künstlichen Pankreas** herrschen geteilte Meinungen. Entscheidend ist, wie sich die Funktionalität und Bedienbarkeit darstellen werden. Auch bei der Einschätzung, ob diese Entwicklung wünschenswert ist, herrschen unterschiedliche Positionen. Während einige diese therapeutische Entwicklung begrüßen würden, warnen andere vor damit verbundenen hohen Kosten und medizinischen Risiken und sehen eine Anwendung nur für Ausnahmefälle.

Die Realisierung und Verbreitung der **Inselzelltransplantation** im Zeitrahmen bis 2015 wird von der Mehrzahl der Experten angezweifelt. Als Gründe werden die damit verbundenen immunologischen Risiken, Infektionsgefahren und die Notwendigkeit einer Therapie mit Immunsuppressiva genannt. Könnten diese Probleme gelöst werden, würde eine derartige Entwicklung jedoch begrüßt.

Dass **genetische Screening-Tests** in Zukunft angeboten werden, wird als wahrscheinliche Entwicklung angenommen. Mit einer Marktnachfrage sei zu rechnen. Kritisch wird jedoch gefragt, ob diese Entwicklung einen Nutzen hat und so gesehen wünschenswert ist. Dabei sollte jedoch zwischen breitem genetischem Screening und gezielter genetischer Diagnostik unterschieden werden. Insbesondere die breite Anwendung von Screening-Verfahren werde voraussichtlich mit einer großen Streubreite bezüglich der Wahrscheinlichkeit des Eintretens einer wirklichen Erkrankung einhergehen. Ein Test mit einer so schwachen Aussagekraft müsse sehr kritisch gesehen werden. Zudem sei dabei zu beachten, dass der Test ungeachtet der Marktnachfrage keinen Einfluss auf die Versorgung haben werde. Risiken werden zudem beim rechtsmedizinischen Umgang mit den Testergebnissen gesehen.

11.1.2 Trends bei der Spezialisierung der Leistungserbringer

Tabelle 11.3 Einschätzung der Trends bei der Spezialisierung von Leistungserbringern

Bis zum Jahr 2015...	Experten-Einschätzung*
... wird das Outsourcing von Betreuungsleistungen stark zunehmen (Patientenführung, Case Management, Laborkontrollen bei unkomplizierten Fällen, verhaltensmedizinische Interventionen).	Realisierung wahrscheinlich
...werden landesweit operierende Managed-Care-Unternehmen Hochkostenfälle übernehmen.	Realisierung unwahrscheinlich
...werden sich risikospezifische DMP im Rahmen von IV-Verträgen etablieren.	Realisierung wahrscheinlich

* Darstellung basierend auf Befragungen und Diskussionen des Expertenforums

Das zunehmende **Outsourcing von Betreuungsleistungen** wird als sehr wahrscheinlich angesehen. Hinsichtlich der Frage, ob diese Entwicklung wünschenswert ist, ist man jedoch geteilter Meinung. Mehr Effizienz und Effektivität, v. a. auch aus Kostengründen, nennen die Befürworter, insbesondere dann, wenn der Arzt die Compliance nicht sicherstellen kann. Allerdings wird durchaus eingeräumt, dass die Effizienz noch nicht belegt ist. Ablehnende Positionen fordern demgegenüber eine eher gegenläufige Entwicklung: Sie halten eine Stärkung des Hausarztes für nötig. Führung und Koordination sollten aus seiner Hand erfolgen.

Landesweit operierende **Managed-Care-Unternehmen,** die Hochkostenfälle übernehmen, werden eher als unrealistisch angesehen. Zudem sei dies auch nicht zu begrüßen. Begründet wird dies mit Befürchtungen, dass dabei die Behandlung zersplittert werden könnte, insbesondere wenn es eine Vielfalt von Anbietern gibt. Befürchtet wird zudem eine fehlende Patientennähe. Auch die Vereinbarkeit mit dem GKV-System sei zu hinterfragen.

Risikospezifische **Disease-Management-Programme** werden von den meisten Experten erwartet. Eine Entwicklung, die Programme stärker auf die Behandlungbedürfnisse von Hochrisikogruppen auszurichten, wurde von den meisten Experten ausdrücklich gewünscht.

11.1.3 Trends bei der Kooperation von Leistungserbringern

Tabelle 11.4 Einschätzung der Trends bei der Kooperation von Leistungserbringern

Bis zum Jahr 2015...	Experten-Einschätzung*
...bleiben die im Rahmen der IV-Finanzierung entstehenden umfangreichen Möglichkeiten zur Zusammenarbeit verschiedener Einrichtungen quantitativ begrenzt (10% der Versorgung in den nächsten 10 Jahren, v. a. für Hochkostenfälle vom Typ 1/2).	begrenzte Verbreitung wahrscheinlich
...wird der neue Einrichtungstyp „MVZ" eine starke Bedeutung in Ballungsgebieten bekommen.	Realisierung unwahrscheinlich
...werden Methoden gefunden sein, die eine Abwehrhaltung der Krankenkassen gegenüber „schlechten Risiken" überflüssig machen (Morbi-RSA, Anti-Diskriminierungsgesetz, Einschränkung der Teilnahme an IV-Verträgen auf Patienten mit längerer Kassenzugehörigkeit).	Realisierung sehr wahrscheinlich
...werden modifizierte DMP finanzierbar.	Realisierung wahrscheinlich

* Darstellung basierend auf Befragungen und Diskussionen des Expertenforums

Die Experten rechnen damit, dass die **Anzahl der IV-Verträge** bis 2015 gering bleiben wird. Grundsätzlich wird aber eine stärkere Vernetzung von ambulanter, stationärer und Rehabiliationsversorgung begrüßt. Diese sollte gefördert werden und dabei zudem nicht nur auf Hochkostenfälle begrenzt sein. Wünschenswert wäre ein flexibler Gesamtvertrag.

Eine starke Bedeutung von **MVZ (Medizinischen Versorgungszentren)** halten die meisten Experten für unwahrscheinlich. Gesprochen wurde eher von einer „Nischenfunktion" dieser Organisationsform. Ob dies wünschenswert sei oder nicht, wird jedoch zwiespältig gesehen. Es wurde Skepsis gegenüber nichtärztlichen Investoren oder Krankenhäusern als Betreibern geäußert. Eine Dominanz von dieser Seite sei zu vermeiden. Experten, die eine größere Verbreitung von MVZ begrüßten, betonten jedoch den noch zu erbringenden Nachweis der Effizienz derartiger Einrichtungen.

Die Einführung von Lösungen, die eine Abwehrhaltung der Krankenkassen gegenüber „schlechten Risiken“ überflüssig machen, werden von den allermeisten Experten als sehr wahrscheinlich bezeichnet. Sie sind auch durchweg erwünscht.

Eine Finanzierung **modifizierter Disease-Management-Programme** wird als möglich, wenn auch in ihrer Umsetzung als nicht unproblematisch betrachtet. Als Mittel kämen nach Einschätzung der Experten eine höhere Selbstbeteiligung und eine Risikostratifizierung in Frage. Diese Entwicklung sei zu begrüßen, aber nur, wenn eine Abkoppelung vom Risikostrukturausgleich und weniger Dokumentationsbürokratie realisiert werden könnte. Gewarnt wurde vor wenig effektiven „Insellösungen“.

11.1.4 Trends bei wachsender Bedeutung der Qualitätssicherung

Tabelle 11.5 Einschätzung der Bedeutung der Qualitätssicherung

Bis zum Jahr 2015...	Experten-Einschätzung*
...existiert ein zentrales Modell der Qualitätssicherung als Weiterentwicklung der DMP mit: • elektronischer Echtzeit-Erfassung und Übermittlung von Behandlungsdaten an eine Zentrale • proaktiven Steuerungselementen (Reminder, Wachhunde...) • Rückmeldung der Qualität mit Benchmarking	geteilte Meinungen über Realisierung mit etwas überwiegender Skepsis
...gibt es ein dezentrales Modell der Qualitätssicherung mit: • Zertifizierung / Akkreditierung von Praxen, an ein internes Qualitätsmanagement gebunden • Nutzung von IT-basierten Systemen des Qualitätsmonitoring, ggf. mit externer Unterstützung	Realisierung wahrscheinlich
...wird es Vergütungsabschläge für Ärzte bei Nichterreichen der Qualitätsziele geben.	Realisierung sehr wahrscheinlich

* Darstellung basierend auf Befragungen und Diskussionen des Expertenforums

Uneins zeigen sich die Experten bei der Frage, ob es ein **zentrales Modell der Qualitätssicherung** künftig geben wird. Im Prinzip seien die Voraussetzungen dafür vorhanden oder befänden sich zumindest im Aufbau. Die Disease-Management-Programme seien zumindest ein Anfang dazu. Einige gehen davon aus, dass es zu einer zentralisierten Qualitätssicherung kommen wird, trotz großer Widerstände der Leistungserbringer und der ärztlichen Selbstverwaltung. Andere sehen einen derartigen Ansatz zeitlich noch in weiter Ferne. Keine Einigkeit seitens der Experten besteht bei der Frage, ob ein solches zentrales Modell zu begrüßen sei. Ein zentrales Modell sei vor allem dann gut, wenn man sich bei den Daten auf das Wesentliche konzentrierte. Dann sei es eine gute Möglichkeit, Behandlungs- und Versorgungsfehler sichtbar zu machen. Möglicherweise sei dies insgesamt jedoch zu teuer. Ablehnende Stimmen spitzen ihre Kritik polemisch zu: Es drohe geradezu eine Art „Überwachungsstaat“.

Als wahrscheinlicher gilt unter den Experten ein **dezentraler Ansatz bei der Qualitätssicherung** und dies auch in näherer Zukunft. Größtenteils wird dies auch für sinnvoll gehalten, vorausgesetzt, die technische Ausstattung in den Praxen sei vorhanden. Notwendig seien zudem Vorgaben zur Standardisierung, damit es nicht zu stark differierenden und zu stark individuellen Ansätzen kommt. Auch bei dem dezentralen Ansatz sei es notwendig, sich bei der Datenerfassung auf Kernpunkte zu konzentrieren, damit die Anwendung einfach und praktikabel bleibe.

Eine Einführung von **Vergütungsabschlägen beim Nichterreichen von Qualitätszielen** sehen die Experten durchweg als sehr wahrscheinlich an. Wenn es dazu komme, solle ein solches Verfahren aber nicht patientenbezogen, sondern bezogen auf ein gesamtes Patientenkollektiv erfolgen. Auch wenn diese Entwicklung begrüßt wurde, sollte sich der damit zusammenhängende bürokratische Aufwand in Grenzen halten. Diskutiert werden sollte zudem eine Objektivierung der Frage, wer ggf. für das Nichterreichen der Ziele verantwortlich zu machen sei. Dies werde bisher meist den Patienten angelastet.

11.1.5 Trends beim Selbstmanagement

Tabelle 11.**6** Einschätzung der Trends beim Selbstmanagement

Bis zum Jahr 2015...	Experten-Einschätzung*
...werden finanzielle Anreize mittelfristig auch den Patienten angeboten – Patienten werden dadurch eine aktive Rolle bei der Erhaltung der Kontinuität der Behandlung einnehmen.	Realisierung hoch wahrscheinlich
...werden bevölkerungsweite primärpräventive Kampagnen erst begrenzte Teile der Bevölkerung erreichen.	Entwicklung hoch wahrscheinlich
...hängt die Durchsetzung primärpräventiver Programme sowohl bei Hochrisikogruppen als auch bevölkerungsweit davon ab, inwieweit sich die Effektivität der Interventionen gut belegen lässt und inwieweit sich dann ein Kostenträger findet.	Entwicklung wahrscheinlich

* Darstellung basierend auf Befragungen und Diskussionen des Expertenforums

Finanzielle Anreize für Patienten, sich kontinuierlicher und aktiver an der Behandlung zu beteiligen, erwarten die meisten Experten. Sie halten dies durchweg für wünschenswert. Möglichkeiten dafür könnten Befreiungen von Zuzahlungen oder von der Praxisgebühr sein.

Die noch immer begrenzte Reichweite **primärpräventiver Kampagnen** erwarten die meisten Experten. Uneins sind sie jedoch, ob diese Entwicklung beklagt werden sollte oder nicht. Befürworter derartiger Aktionen vermissen derzeit den klaren Willen von Gesundheitspolitik und den Gesundheitsberufen, insbesondere den Ärzten. Allerdings seien derartige Kampagnen nur sinnvoll, wenn sie mit praktikablen Interventionsangeboten einhergingen. Ein Teil der Experten hingegen könnte sich einen sinnvolleren Einsatz der dafür vorgesehenen Gelder vorstellen. Skeptiker zweifeln zudem an der Wirksamkeit dieser Kampagnen und lehnen sie daher ab.

Weitgehend Einigkeit herrscht, dass eine breitere Einführung primärpräventiver Programme vom **Nachweis ihrer Effektivität** und von der entsprechenden **Bereitschaft der Kostenträger** zu deren Finanzierung abhängt. Möglicherweise spielten aber darüber hinaus politische Motive bei der Frage der Einführung eine Rolle. Einige Experten hielten derartige Programme für wünschenswert, verwiesen aber erneut auf die Wichtigkeit des Nachweises der Wirksamkeit. Bedeutend sei aber auch die richtige Vermarktung der Programme. Andere verwiesen auf die Möglichkeit, dass der Nutzen vor allem bei den Initiatoren läge (Werbung) und weniger in der primärpräventiven Wirkung selbst begründet sei.

11.1.6 Trends bei allgemeinen Rahmenbedingungen

Tabelle 11.**7** Einschätzung der Trends bei Rahmenbedingungen

Bis zum Jahr 2015...	Experten-Einschätzung*
...wird der bereits vorhandene soziale Gradient bei der Versorgung der Diabetes-Patienten zunehmen.	Entwicklung hoch wahrscheinlich
...wird die Prävalenz von Übergewicht zunehmen.	Entwicklung wahrscheinlich

* Darstellung basierend auf Befragungen und Diskussionen des Expertenforums

Nahezu alle Experten sehen die **Abhängigkeit der Versorgung** von Diabetes-Patienten **von der sozialen Herkunft** und warnen vor einer Vergrößerung dieses Problems, da die Zahl von armen und schlecht ausgebildeten Menschen in Deutschland zunehme. Sie sehen dringenden Handlungsbedarf, etwa in einer schichtenspezifischen Ansprache der Patienten.

Auch die **Prävalenz von Übergewicht** wird nach Ansicht der meisten Experten zunehmen. Es bestehe in diesem Zusammenhang umgehender Handlungsbedarf. Vorschläge sind hier z.B. ein „Aktionsprogramm für eine fettarme Ernährung".

11.2 Ziele für die zukünftige Diabetiker-Versorgung und ihre Realisierbarkeit

Im Kapitel 10 wurden Gesundheits- und Versorgungsziele zur Verbesserung der Situation von Diabetikern in Deutschland entworfen. Die 8 Ziele (Tab. 11.**8**) wurden mit den Diabetes-Experten diskutiert. Es wurde erörtert, inwieweit Verbesserungen in dem jeweiligen Bereich realisierbar sind und welches die wichtigsten Maßnahmen für die Realisierung der Ziele sein sollten. Der folgende Abschnitt spiegelt die Ergebnisse dieser

Tabelle 11.8 Diskussion der Gesundheits- und Versorgungsziele*

Verbesserungen bei...	Versorgungsziel	Einschätzung der Beeinflussbarkeit
Prozessen	Vollständigkeit von Kontrolluntersuchungen	++++
intermediären Ergebnissen	normotone Einstellung bei Patienten mit Bluthochdruck	++++
	langfristige Abstinenz bei Rauchern	++
	Reduktion des BMI	+
Behandlungsergebnissen (Endpunkten)	Reduktion der Amputationshäufigkeit	+++
	Reduktion des Herzinfarkt- und Schlaganfallrisikos	++
	Reduktion der Erblindungen	++
	Reduktion der Dialysepflichtigkeit	+++

* Darstellung basierend auf Befragungen und Diskussionen des Expertenforums

Diskussion wider und fasst die Aussagen zu den genannten Instrumenten zusammen.

Verbesserungspotenziale sehen die Experten im Bereich der Prozess-, aber vor allem im Bereich der Ergebnisqualität.

Im **Behandlungsprozess** sei vor allem eine *konsequentere Einhaltung von Kontrolluntersuchungen* wichtig. Dieser Bereich erscheint zudem als vergleichsweise gut beeinflussbar. Die Wahrnehmung von Untersuchungen unterstützen könnten *Remindersysteme für Vorsorgeuntersuchungen* (z. B. Recallsysteme für die Praxiscomputer). Dies gilt auch für den Einsatz von *Anreizen für Ärzte* oder von *Boni für Patienten.* Auch ein verstärkter *Einsatz von nichtärztlichem Personal* kommt in Frage. Genannt wurden zudem die konsequente Führung eines Diabetespasses und eine bessere Schulung der Patienten.

Fast genauso aussichtsreich sehen die Experten die Möglichkeit, **Behandlungsergebnisse** durch eine bessere Blutdruckeinstellung **zu optimieren.** Voraussetzung dafür sei aber hier eine *Ausbildung der Ärzte,* die das Bewusstsein dafür verbessert. Aber auch *Patientenschulungen,* in denen das Eigenmonitoring (Selbstmessung des Blutdrucks unterstützt durch ein richtiges Führen eines Blutdrucktagebuches) erlernt wird, könnten dazu beitragen. Generell sollte in diesem Zusammenhang mehr über *Compliance unterstützende Maßnahmen* oder auch ein *Refill-Compliance-Monitoring* nachgedacht werden. Möglicherweise könnten *Boni-Systeme* förderlich sein. Ferner wird eine verbesserte Blutdruckeinstellung durch DMP erwartet. Im Zusammenhang mit der medikamentösen Behandlung des Bluthochdrucks sollte nach Ansicht der Experten die Problematik der *Arzneimittel-Budgets* adressiert werden und eine entsprechende Modifikation erfolgen.

Die *Beeinflussung verhaltensbedingter Risiken* wie Rauchen und Übergewicht bzw. Adipositas sehen die Experten mehrheitlich als schwierig an, auch wenn diese wesentliche Faktoren für den Behandlungserfolg sind. Die Vorschläge, in diesem Bereich zu Verbesserungen zu gelangen, reichen von übergeordneten *bevölkerungsweiten Aufklärungs- und Präventionskampagnen* wie Anti-Tabak-Aktionen über die *Subvention gesunder Nahrungsmittel* bis hin zu *Boni-Systemen.* Die Präventions-Maßnahmen gegen Tabakabhängigkeit sollten dabei vor allem an Kinder und Jugendliche, etwa über die Schulen, gerichtet sein.

Zur **Erreichung von besseren Ergebnissen in Bezug auf Endpunkte** wie Amputationshäufigkeit nennen die Experten die *Schulung von Patienten* als wichtiges Instrument. Auch die *Förderung struktureller Veränderungen* wie der Ausbau von Shared-Care-Ansätzen oder der verstärkte Einsatz von nichtärztlichem Personal kommen in Betracht. Zusätzlich sollte über Anreize für Ärzte nachgedacht werden. Medizinisch seien eine gute Blutzuckereinstellung sowie die Reduktion von Risikofaktoren essenziell.

Bessere Blutdruckeinstellung, Fettstoffwechselkontrolle und *Raucherentwöhnung* seien die wichtigsten beeinflussbaren Faktoren, um das Herzinfarktrisiko zu verringern. Eine wesentliche Rolle spiele dabei ein geeignetes Risk Assessment. Erneut wurde an dieser Stelle auf *notwendige Modifizierungen der Arzneimittel-Budgets* hingewiesen.

Um Erblindungen effektiver zu verhindern, seien vor allem die *regelmäßigen Augenuntersuchungen* wesentlich. Dafür müssten mehr Anreize gesetzt werden (z. B. Erlass der Praxisgebühr). Auch sollte die Lasertechnik konsequenter eingesetzt werden. Über allem stehe die *konsequente Behandlung von Bluthochdruck*. Sie wird auch als wichtigstes Element zur Verhinderung der Dialysepflicht genannt. Dabei spiele auch das *Selbstmonitoring der Patienten* eine bedeutende Rolle.

Tabelle 11.**9** fasst die wichtigsten Instrumente, um die genannten Versorgungsziele zu erreichen, noch einmal zusammen.

Tabelle 11.**9** Instrumente zur Erreichung von Gesundheits-/Versorgungszielen*

Gesundheits-/Versorgungsziel	**Instrumente zum Erreichen des Versorgungsziels**
Prozesse	
Vollständigkeit von Kontrolluntersuchungen	Remindersysteme für Ärzte u. Patienten
	Anreize für Ärzte, Boni für Patienten
	Einsatz nichtärztlichen Personals
Intermediäre Ergebnisse	
normotone Einstellung bei Patienten mit Bluthochdruck	Ärzte ausbilden
	Arzneimittel-Budget modifizieren
	Patientenschulung, Selbstmonitoring
	Refill Compliance Monitoring
langfristige Abstinenz bei Rauchern	bevölkerungsbezogene Kampagnen
	Settingsansatz in Schulen
	Boni für Patienten
Reduktion des BMI	bevölkerungsbezogene Kampagnen
	Subvention gesunder Nahrungsmittel
	Boni
Ergebnisse (Endpunkte)	
Reduktion der Amputationshäufigkeit	Anreize für Ärzte
	Einsatz nichtärztlichen Personals
	Förderung von Shared Care
Herzinfarktrisiko reduziert	Raucherentwöhnung, Blutfette u. RR senken
	Arzneimittel-Budget modifizieren
Reduktion der Erblindungen	RR-Einstellung
	Augenkontrollen
	Laser
Reduktion der Dialysepflicht	Selbstmonitoring der RR-Einstellung

* Darstellung basierend auf Befragungen und Diskussionen des Expertenforums

11.3 Handlungsbedarf für die Gestaltung der Diabetiker-Versorgung

Wenn bestimmte Versorgungsziele erreicht werden sollen oder bestimmten, unerwünschten, vorhersehbaren Entwicklungen gegengesteuert werden soll, so ergibt sich aus den vorangegangenen Diskussionen Handlungsbedarf. Er lässt sich in den folgenden 10 Punkten beschreiben.

1. Es besteht Bedarf für die *Entwicklung und Umsetzung von Konzepten für die Behandlung von Diabetikern in höherem Alter.* Es gilt als gesichert, dass die Zahl der älteren Patienten mit Diabetes zunehmen wird und insgesamt auch deren Lebenserwartung steigen wird. Dies erfordert Versorgungskonzepte, die dieser Patientengruppe angepasst sind, angefangen vom BZ-Messgerät, das mit besonders großen Bedien- und Anzeige-Elementen ausgestattet ist, über die Leitlinie für eine altersgerechte Diabetes-Therapie bis hin zu speziell gestalteten Programmen zur Primär-, Sekundär- und Tertiärprävention bei alten Menschen.
2. Handlungsbedarf besteht auch, was die *Optimierung der Bluthochdruckbehandlung* angeht. Die Bemühungen könnten hier in zwei verschiedene Richtungen gehen. Untersuchungen haben gezeigt, dass eine konsequente, rationale Bluthochdrucktherapie keine triviale Aufgabe für den Arzt ist. Nicht selten wird vom Arzt nicht optimal therapiert. Andererseits lässt die Compliance der Patienten zu wünschen übrig. Auch hier wäre anzusetzen.
3. Es besteht Handlungsbedarf, um die *Vollständigkeit bei den Untersuchungen auf Spätschäden zu erhöhen.* Die Expertendiskussion hat gezeigt, in welche Richtung die Optimierungsbestrebungen gehen könnten: elektronische Reminder, Boni für Ärzte und Patienten, im Extremfall Sanktionen, wie sie im englischen NHS vom „Watch Dog" für Qualitätssicherung angewendet werden.
4. Es besteht Bedarf für die *Entwicklung und Umsetzung von Konzepten, um die Compliance der Patienten* bei der Bluthochdruckbehandlung, beim Screening auf Spätschäden und bei der Verminderung von Risikofaktoren (Übergewicht, Rauchen) *zu erhöhen.*
5. Primärpräventive, bevölkerungsbezogene Kampagnen gegen Übergewicht und Tabakkonsum sollten umgesetzt werden, einschließlich begleitender Evaluationen des Kampagnenerfolgs.
6. Die *Verbesserung der interdisziplinären und intersektoralen Zusammenarbeit* muss weiter vorangetrieben werden. Das in den IV-Verträgen und den DMP Erreichte, genügt noch nicht.
7. Die *Maßnahmen zur Qualitätssicherung* sollten weiter ausgebaut werden. Es sollte dabei auf dezentral organisierte, einfach anwendbare Verfahren Wert gelegt werden. Zentrale Vorgaben für die Standardisierung sollten die Vergleichbarkeit über die verschiedenen KVen und Bundesländer hinweg sicherstellen.
8. Das *Thema der undiagnostizierten Diabetes-Fälle* wird seit mehreren Jahren diskutiert, ohne die Fragen verlässlich zu beantworten, wie groß das Problem ist und was zur Abhilfe getan werden kann. Gemeinsam sollten Fachleute aus Versorgung, Wissenschaft und Gesundheitspolitik einen praktikablen Lösungsansatz für diese Fragen entwickeln.
9. Der Lebenssituation von *Patienten aus der Unterschicht* sollte in Prävention, Behandlung und Pflege besondere Aufmerksamkeit geschenkt werden. Teilweise werden *eigens angepasste Versorgungskonzepte* notwendig sein, um ein Zunehmen des schichtspezifischen Gradienten zu bremsen.
10. Generell wurde von den Diabetes-Experten dafür plädiert, *alle heute vorhandenen technischen, psychologischen, pädagogischen, logistischen und ökonomischen Möglichkeiten konsequent auszunutzen:* Telemetrie, elektronisches Reminding, Ausbildung und Schulung, Einsatz von nichtärztlichem Personal, Outsourcing, ökonomische Anreize, bevölkerungsbezogene Kampagnen, Settings-Ansatz etc.

12 Anhang

12.1 Zur Methode

Ausgangspunkt der Recherchen für das Weißbuch war eine Medline-Suche mit der Suchstrategie

Search („Diabetes Mellitus"[MeSH] OR „Diabetes Mellitus, Type 2"[MeSH] OR „Diabetes Mellitus, Type 1"[MeSH] OR „Diabetes Complications"[MeSH]) AND („Germany"[MeSH] OR „Germany, West"[MeSH] OR „Germany, East"[MeSH]).

Die Suche, durchgeführt am 24. September 2004, ergab 984 Treffer. Entsprechend der Durchsicht von Titel und Abstract wurden relevante Artikel beschafft.

Außerdem wurden die Inhaltsverzeichnisse der Jahrgänge 1995 bis 2005 der nicht in Medline geführten Zeitschrift „Diabetes und Stoffwechsel" nach relevanten Veröffentlichungen durchsucht.

Ergänzend wurde auf die Quellen der Literaturverzeichnisse zurückgegriffen und Recherchen im Internet sowie per Telefon bei Fachgesellschaften, Berufs- und Selbsthilfeverbänden durchgeführt.

12.2 Expertenfragebogen „Die Zukunft des Diabetes mellitus in Deutschland“

Bitte versetzen Sie sich gedanklich in das Jahr **2015** und beurteilen Sie die folgenden Zustandsbeschreibungen und Entwicklungen:	Zustimmung					Wenn Ihre Zustimmung zu der Prognose „hoch“ oder „sehr hoch“ ist, machen Sie bitte ein Kreuz, wenn Sie erwarten, dass die beschriebene Entwicklung bereits früher (**2010**) eintreten wird.
	sehr hoch	hoch	gering	gar keine	nicht beurteilbar	**2010**
1. Bis zum Jahr 2015 ist die Aufgabe der GKV auf die gesundheitliche Grundversorgung reduziert worden. Damit hat die GKV die Zielsetzung der Vollversorgung aufgegeben.	☐	☐	☐	☐	☐	☐
2. Bis 2015 hat die Zunahme privater Zahlungen für Gesundheit (Zuzahlungen, komplette Selbstzahlung von Leistungen, private Zusatzversicherung) dazu geführt, dass diese bei mehr als 6 % der privaten Konsumausgaben liegen (2002: 3,6 %). Sie liegen dann über den Ausgaben für Bekleidung und Schuhe.	☐	☐	☐	☐	☐	☐
3. Der Zugang zu innovativen Behandlungsmethoden ist 2015 vielfach entweder auf Studien und Modellversuche begrenzt oder nur mit finanzieller Eigenbeteiligung möglich.	☐	☐	☐	☐	☐	☐
4. Leistungserbringer werden 2015 im Vergleich zu heute einem deutlich stärkeren Druck durch Vertreter von Patienten- und Konsumentenrechten ausgesetzt sein.	☐	☐	☐	☐	☐	☐
5. Das Gesundheitsbewusstsein und die Bereitschaft, die eigene Gesundheit aktiv zu gestalten, wird 2015 gegenüber 2004 deutlich gestiegen sein.	☐	☐	☐	☐	☐	☐
6. 2015 wird der Anteil armer Menschen in der Bevölkerung größer sein als heute. Damit wird auch die Anzahl derer gewachsen sein, die für chronische Erkrankungen wie Diabetes mellitus und für dessen komplikationsreiche Verläufe prädestiniert sind.	☐	☐	☐	☐	☐	☐
7. Im öffentlichen Bewusstsein wird Diabetes 2015 an Bedeutung verloren haben. Es werden mehr die degenerativen Erkrankungen der alten Menschen (Demenz, Arthropathien, etc.) im Vordergrund stehen.	☐	☐	☐	☐	☐	☐
8. Die Prävalenz von Übergewicht wird 2015 gegenüber heute deutlich zugenommen haben.	☐	☐	☐	☐	☐	☐
Ihre Expertise zu diesem Themenblock: gering ☐	mittel ☐				hoch ☐	

Abb. 12.**1** Allgemeine Entwicklungen.

Bitte versetzen Sie sich gedanklich in das Jahr **2015** und beurteilen Sie die folgenden Zustandsbeschreibungen und Entwicklungen:	Zustimmung					Wenn Ihre Zustimmung zu der Prognose „hoch“ oder „sehr hoch“ ist, machen Sie bitte ein Kreuz, wenn Sie erwarten, dass die beschriebene Entwicklung bereits früher (**2010**) eintreten wird.
	sehr hoch	hoch	gering	gar keine	nicht beurteilbar	**2010**
9. Rund die Hälfte der Typ-1-Diabetiker wird 2015 bereits ein „unblutiges Verfahren“ (ohne Stichverletzung) zur Kontrolle des Blutzuckerspiegels verwenden.	☐	☐	☐	☐	☐	☐
10. 2015 wird die Hälfte aller Patienten eine webbasierte, patientenzentrierte Diabetes-Gesundheitsakte für Tagesprofile, Risikofaktoren und Therapieziele führen.	☐	☐	☐	☐	☐	☐
11. Risikogruppen werden 2015 mit einem telemedizinischen Überwachungssystem ausgestattet sein. Dieses verknüpft BZ-Messung. Handybasierte Übertragung der Werte und Beratungs-Rückruf bei Über- bzw. Unterschreitung definierter Grenzwerte.	☐	☐	☐	☐	☐	☐
12. Neue orale Therapien schieben 2015 den Beginn einer Insulintherapie verglichen mit heute um Jahre hinaus.	☐	☐	☐	☐	☐	☐
13. Neue oral oder inhalativ applizierbare Insulinformen werden 2015 subkutan gespritztes Insulin nahezu vollkommen verdrängt haben.	☐	☐	☐	☐	☐	☐
14. 2015 ist die Insulinpumpe Standard für die intensivierte Therapie des Typ-1-Diabetes.	☐	☐	☐	☐	☐	☐
15. Das künstliche Pankreas – so wird die Kombination aus Insulinpumpe, Blutzuckersensor und Regelelektronik genannt – wird 2015 bei speziellen Indikationen zur Verfügung stehen, z. B. bei schwer einstellbarem Diabetes, gezwungenermaßen unregelmäßigem Lebensrhythmus, Neigung zu Hypoglykämien.	☐	☐	☐	☐	☐	☐
16. Wesentliche Probleme bei der Transplantation von insulinproduzierenden Zellen sind bis 2015 gelöst worden. Spezialisierte Zentren werden die Methode im Rahmen von Studien anwenden.	☐	☐	☐	☐	☐	☐
17. In Studien sind 2015 so genannte „selbst-dosierende“ Antidiabetika verfügbar: Einmal eingenommen, passen diese Medikamente ihre Verfügbarkeit und Wirkstärke selbst der Stoffwechselsituation an.	☐	☐	☐	☐	☐	☐
18. Bis 2015 sind die genetischen Grundlagen für die Prädisposition für Typ-2-Diabetes aufgeklärt worden. Genetisches Screening, ob ein erhöhtes Risiko für die Erkrankung vorliegt, ist damit möglich. Die Testung wird gegen private Bezahlung durchgeführt werden.	☐	☐	☐	☐	☐	☐

Ihre Expertise zu diesem Themenblock: gering ☐ mittel ☐ hoch ☐

Abb. 12.**2** Medizinisch-technischer Fortschritt.

Bitte versetzen Sie sich gedanklich in das Jahr **2015** und beurteilen Sie die folgenden Zustandsbeschreibungen und Entwicklungen:	Zustimmung					Wenn Ihre Zustimmung zu der Prognose „hoch" oder „sehr hoch" ist, machen Sie bitte ein Kreuz, wenn Sie erwarten, dass die beschriebene Entwicklung bereits früher (**2010**) eintreten wird.
	sehr hoch	hoch	gering	gar keine	nicht beurteilbar	**2010**
19. 2015 sind optimierte Interventionen zur individuellen Primärprävention für Selbstzahler und als Versicherungsleistung für Hochrisikopatienten etabliert. (Die Interventionen kombinieren verschiedene Komponenten in optimaler Weise: Assessment des Gesundheitsverhaltens und dementsprechend maßgeschneiderte Programme, Ausführung durch Präventionsfachkräfte, Einsatz von Call-Centern und aktueller Informationstechnologie.)	☐ ☐	☐ ☐	☐ ☐	☐ ☐	☐ ☐	☐ ☐
20. Im Jahr 2015 werden die Krankenkassen präventive Interventionen bei Patienten mit gestörter oraler Glukosetoleranz finanzieren.	☐	☐	☐	☐	☐	☐
21. 2015 sind effektive, nachhaltige Interventionen zur Gewichtsreduktion verfügbar. Je nach Risikogruppe werden Verhaltensmodifikation, medikamentöse und chirurgische Strategien kombiniert werden.	☐	☐	☐	☐	☐	☐
22. 2015 ist eine nationale Präventionsbewegung mit dem Ziel der Verringerung kardiovaskulärer Risikofaktoren (Übergewicht, Bewegungsarmut, Rauchen) in Gang gekommen. Erste Erfolge sind sichtbar geworden.	☐	☐	☐	☐	☐	☐
23. Gesundheitserziehung wird 2015 einen festen Platz in den Lehrplänen aller Schulen haben.	☐	☐	☐	☐	☐	☐
24. 2015 wird ein flächendeckendes Screening auf Typ-2-Diabetes eingeführt sein.	☐	☐	☐	☐	☐	☐
25. Blutzuckerspitzen sind 2015 als eigener Risikofaktor für kardiovaskuläre Ereignisse anerkannt.	☐	☐	☐	☐	☐	☐
26. Systematisches Risk-Assessment zur Prävention von Folgeschäden bei Diabetes, kombiniert mit intensiver Beratung, hat sich 2015 in der ambulanten Versorgung als Kassenleistung etabliert. Die Intervention wird von speziell geschultem Personal durchgeführt werden.	☐	☐	☐	☐	☐	☐

Ihre Expertise zu diesem Themenblock: gering ☐ mittel ☐ hoch ☐

Abb. 12.**3** Entwicklung von Versorgungsprozessen.

Bitte versetzen Sie sich gedanklich in das Jahr **2015** und beurteilen Sie die folgenden Zustandsbeschreibungen und Entwicklungen:	Zustimmung					Wenn Ihre Zustimmung zu der Prognose „hoch" oder „sehr hoch" ist, machen Sie bitte ein Kreuz, wenn Sie erwarten, dass die beschriebene Entwicklung bereits früher (**2010**) eintreten wird.
	sehr hoch	hoch	gering	gar keine	nicht beurteilbar	**2010**
27. Die Grenzen für einen Informationsaustausch zwischen KVen und Krankenkassen sind 2015 überwunden. Man wird vernetzte IT-Systeme z. B. zur epidemiologischen Surveillance, für die Qualitätssicherung, zur Beobachtung der Ressourcenverbräuche und zur Versorgungsplanung nutzen.	☐	☐	☐	☐	☐	☐
28. Service-Unternehmen werden 2015 Teile eines Case Managements (Reminder, Kontrolle von physiologischen und Laborparametern, telefonische Beratung) übernommen haben.	☐	☐	☐	☐	☐	☐
29. Die weiterentwickelten Disease-Management-Programme für Diabetiker werden 2015 risikostratifiziert durchgeführt: (a) für Diabetiker ohne Komplikationen als remindergesteuert durch nichtärztliche Fachkräfte bzw. (b) intensives Case-Management für Hochrisiko-Patienten.	☐	☐	☐	☐	☐	☐
30. 50 % aller Leistungserbringer (niedergelassene Ärzte, Krankenhäuser, Apotheken) sind 2015 in Kooperationen zusammengeschlossen (zentralisiertes Management, angestellte Fachkräfte, Zentrumsbildung mit Zweigstellen).	☐	☐	☐	☐	☐	☐
31. Ungefähr ein Drittel aller Versorgungsanlässe ist 2015 über Einzelverträge zwischen den Krankenkassen und den Leistungserbringern verschiedener Disziplinen sowie sektorenübergreifend geregelt.	☐	☐	☐	☐	☐	☐
32. Von den Einzelverträgen (Frage 31) regeln ungefähr 50 % die Vergütung durch pauschalierte Entgelte.	☐	☐	☐	☐	☐	☐
33. In den Ballungsräumen werden sich 2015 Managed-care-Organisationen entwickelt haben, die eine Vollversorgung der Patienten für Kopfpauschalen anbieten.	☐	☐	☐	☐	☐	☐
34. In der vertragsärztlichen Versorgung mit Arzneimitteln werden 2015 Richtgrößen bzw. Budgets als Steuerungsinstrument keine Rolle mehr spielen.	☐	☐	☐	☐	☐	☐
35. Bis 2015 sind für alle wichtigen Versorgungsbereiche Qualitätssicherungssysteme eingerichtet worden. Die Daten spielen eine Rolle beim Abschluss von Versorgungsverträgen.	☐	☐	☐	☐	☐	☐
36. Professionelle diabetologische Versorgung ist 2015 flächendeckend vorhanden. Lücken werden in der Versorgung außerhalb städtischer Ballungszentren bestehen.	☐	☐	☐	☐	☐	☐

Ihre Expertise zu diesem Themenblock: gering ☐ mittel ☐ hoch ☐

Abb. 12.**4** Versorgungsstrukturen.

Die Aufgabenstellung dieses Frageblocks unterscheidet sich von den vorangegangenen!

Bei den folgenden Aussagen handelt es sich um die Definitionen von Versorgungszielen für das Jahr **2010**. Die Zielwerte wurden evidenzbasiert unter Berücksichtigung des aktuellen Niveaus sowie der in Studien erzielten Ergebnisse ermittelt.
Halten Sie diese Ziele in der allgemeinen Versorgung für erreichbar – unter der Voraussetzung, dass alle Akteure ihre Aktivitäten optimal auf die Zielerreichung ausrichten?

	Erreichbarkeit für 2010				
	Zielwert wird übertroffen	komplette Zielerreichung	50-prozentige Zielerreichung	keine Veränderung gegenüber heute	nicht beurteilbar
37. In der Hochrisikopopulation der übergewichtigen Typ-2-Diabetiker mit BMI $\geq$ 35 wird nach Stellung der Diabetesdiagnose eine langfristige Reduktion des BMI von durchschnittlich 10 % erreicht.	☐	☐	☐	☐	☐
38. Bei rauchenden Typ-2-Diabetikern wird nach der Stellung der Diabetes-Diagnose in 10 % der Fälle eine langfristige Abstinenz erreicht.	☐	☐	☐	☐	☐
39. 80 % der Typ-2-Diabetiker erhalten regelmäßig jährlich die Kontrolluntersuchungen auf Folgeschäden (HbA_{Ic}, Urinalbumin, Sensiblitätsprüfung, Augenarzt etc.). 2004 lagen die Anteile je nach Teiluntersuchung zwischen 10 und 90 %.	☐	☐	☐	☐	☐
40. Der Anteil der normoton ($\leq$ 140/90 mmHg) eingestellten Typ-2-Diabetiker ist auf 55 % gesteigert. Um die Jahrtausendwende (etwa im Jahre 2000) wurden Anteile zwischen 30 und 40 % berichtet.	☐	☐	☐	☐	☐
41. Das durchschnittliche Risiko für einen Typ-2-Diabetiker, innerhalb der nächsten 10 Jahre einen Herzinfarkt zu erleiden, wurde von rund 19 % (im Jahre 2004) auf 16 % reduziert. Würden die Zielwerte der Nationalen Versorgungsleitlinie komplett eingehalten (HbA_{Ic}-Wert: $\leq$ 6,5 %, systolischer Blutdruck: $\leq$ 130 mmHg, Gesamtcholesterin: $\leq$ 185 mg/dl, HDL: $\geq$ 40 mg/dl, kein Rauchen) könnte es bei 11 % liegen	☐	☐	☐	☐	☐
42. In Deutschland ist es zu einer Reduktion der Erstamputationen in der Routineversorgung auf 345/100 000 gekommen (Reduktion um 25 %). Im Jahre 2004 lag die jährliche Inzidenz von Erstamputationen bei Diabetikern in Deutschland etwa bei 460 pro 100 000.	☐	☐	☐	☐	☐
43. In Deutschland ist es zu einer Reduktion der Erblindungen bei Diabetikern in der Routineversorgung auf 50/100 000 gekommen (Reduktion um 17 %). Im Jahre 2004 lag die Anzahl der Neuerblindungen bei 60/100 000 bei Diabetikern. Dabei sind allerdings nur 70 % der Erblindungen mehr oder weniger auf Diabetes zurückzuführen.	☐	☐	☐	☐	☐
44. In Deutschland ist es zu einer Reduktion der Inzidenz der dialysepflichtigen Nephropathie bei Diabetikern in der Routineversorgung auf 100/100 000 gekommen (Reduktion um 24 %). Im Jahre 2004 lag die Inzidenz der dialysepflichtigen Nephropathie bei 130/100 000.	☐	☐	☐	☐	☐

Ihre Fachkenntnis zu diesem Themenblock: gering ☐ mittel ☐ hoch ☐

Abb. 12.**5** Versorgungsziele.

Verwendete Abkürzungen

ADA	American Diabetes Association
AHRQ	Agency for Healthcare Research and Quality
AkdÄ	Arzneimittelkommission der Deutschen Ärzteschaft
AOK	Allgemeine Ortskrankenkasse
BÄK	Bundesärztekammer
BDA	Berufsverband der Allgemeinärzte
BDD	Berufverband Deutscher Diabetologen
BdKJ	Bund diabetischer Kinder und Jugendlicher
BGS	Bundes-Gesundheitssurvey
BMGS	Bundesministerium für Gesundheit und Soziale Sicherheit, seit November 2005 Bundesministerium für Gesundheit
BMI	Body Mass Index
BVKD	Berufsverband klinischer Diabeteseinrichtungen
BVND	Berufsverband der niedergelassenen Diabetologen
BZ	Blutzucker
CDC	Centers for Disease Control and Prevention
CODE-2	Costs of Diabetes in Europe (Type 2) (Studienname)
DCCT	Diabetes Control and Complications Trial (Studienname)
DDB	Deutscher Diabetiker Bund
DDG	Deutsche Diabetes-Gesellschaft
DDR	Deutsche Demokratische Republik
DDS	Deutsche Diabetes-Stiftung
DDU	Deutsche Diabetes-Union
DDZ	Deutsches Diabetes-Zentrum an der Heinrich-Heine-Universität Düsseldorf
DECODE	Diabetes Epidemiology Collaborative Analysis of Diagnostic Criteria in Europe (Studienname)
DifE	Deutsches Institut für Ernährungsforschung
DMP	Disease-Management-Programm(e)
DPhG	Deutsche Pharmazeutische Gesellschaft
DPV	Diabetes-Patienten-Verlaufsdokumentation
DRG	Diagnosis Related Groups
EKG	Elektrokardiogramm
GENESIS	Gemeinsames neues statistisches Informationssystem
GKV	Gesetzliche Krankenversicherung
HbA1 c	Hämoglobin A1 c (glykosyliertes Hämoglobin)
HDL	High Density Lipoprotein
HMO	Health Maintenance Organization
HYDRA	Hypertension and Diabetes Risk Screening and Awareness Study (Studienname)
ICD	International Classification of Diseases
ICT	Intensified conventional therapy
IDF	International Diabetes Federation
IFD	Industrieforum Diabetes
IGES	Institut für Gesundheits- und Sozialforschung GmbH
IOM	Institute of Medicine
IT	Intensified therapy
IV	Integrierte Versorgung
JEVIN	Jenaer St.-Vincent-Untersuchung (Studienname)
KHK	Koronare Herzkrankheit
KORA	Kooperative Gesundheitsforschung in der Region Augsburg (Studienname)
KV	Kassenärztliche Vereinigung
LADA	Latent autoimmune diabetes mellitus in adults
LDL	Low Density Lipoprotein
MCO	Managed Care Organization
MeSH	Medical Subject Headings
MONICA	Monitoring Trends and Determinants in Cardiovascular Disease (Studienname)
MVZ	Medizinisches Versorgungszentrum
NAFDM	Nationales Aktionsforum Diabetes mellitus
NCQA	National Committee for Quality Assurance
NHS	National Health Service
NIH	National Institutes of Health
NSF	National Service Framework
OAD	Oral antidiabetic drug

OECD	Organisation for Economic Co-operation and Development
OGTT	Oraler Glukosetoleranztest
PCT	Primary Care Trust
PKV	Private Krankenversicherung
POS	Point-of-Services
PPO	Preferred Provider Organization
PRAEDIAS	Prävention des Typ-2-Diabetes (Projektname)
PROCAM	Prospective Cardiovascular Münster (Studienname)
PROSIT	Proteinurie Screening und Intervention (Studienname)
PV	Pflegeversicherung
QoL	Quality of Life
RKI	Robert-Koch-Institut
RR	Blutdruck nach Riva-Rocci
RSA	Risikostrukturausgleich
RV	Rentenversicherung
SGB	Sozialgesetzbuch
SPP	Schwerpunktpraxis
SVRKAiG	Sachverständigenrat für die Konzertierte Aktion im Gesundheitswesen, seit Januar 2004 Sachverständigenrat zur Begutachtung der Entwicklung im Gesundheitswesen
UKPDS	United Kingdom Prospective Diabetes Study (Studienname)
VDBD	Verband der Diabetesberatungs- und Schulungsberufe Deutschlands
WHO	World Health Organization
ZI	Zentralinstitut für die kassenärztliche Versorgung in der Bundesrepublik Deutschland

Sachverzeichnis

E

F

T

U

V

W

Z